# 百药品鉴
## ——家庭常用中药甄选指南

## 编委会

审　　定　金世元

主　　编　马　春　蒋爱品　李京生

副 主 编　金　艳　罗　容

编　　委　（按姓氏笔画排序）

王　燕　王克荣　白纯子

李辰飞　李建民　张　超

武　莹　夏　红　梁金玉

图片拍摄　马　春　王仕博　李辰飞

U0308847

# 百药品鉴

甲午年夏月 金世元

# 前言

　　中医学自古以来就有"药食同源"的理论。所谓"药食同源"，是说中药与食物属同一个起源，一些中药既可作为食物，又可作为药物。《淮南子·修务训》称："神农尝百草之滋味，水泉之甘苦，令民知所避就。当此之时，一日而遇七十毒。"由此可见，神农时代药与食不分，无毒者可就，有毒者当避。在现代社会，随着生活水平以及保健意识的提高，人们经常会通过各种途径获取一些既可药用，又可食用的中药用于日常保健。为了使大众对这些药食两用的中药，从识别与应用两个方面有一个较为科学的认知，故编写本书。

　　《百药品鉴——家庭常用中药甄选指南》共收载常用中药100种，以汉语拼音字母先后排序。每个品种按别名、来源、性味与归经、功能与主治、识别特征、质量鉴别、应用简介等进行介绍。所选品种主要以可以药食两用的品种为主，重点介绍每种药物的识别特征与简单应用。全书配以彩图百余幅，用以对照参考。

　　本书对于日常药食两用中药的购买、使用是一本较好的参照读物。尽管编者在编写过程中花费了大量心血，但不确之处在所难免，望广大读者提出宝贵意见。

　　本书的编写立足于科普，希望惠及专业知识较少的普通大众。但非常有幸得到国医大师金世元教授的审阅指导，并为本书题写书名。在此表示由衷的感谢。

　　本书编写过程中得到王仕博、付立明、尉海玲、崔庆利、崔国静老师的大力支持，在此一并表示谢意。

编者

2014年5月

# 目 录

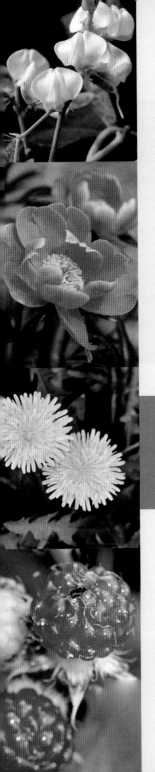

上药……主养命以应天，无毒。多服、久服不伤人。欲轻身益气，不老延年者，本上经。

——《神农本草经》

# 阿 胶

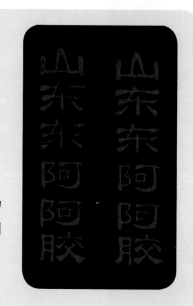

【别称】驴皮胶。

【来源】本品为马科动物驴的干燥皮或鲜皮经煎煮、浓缩制成的固体胶。

【性味归经】甘、平。归肺、肝、肾经。

【功能主治】补血滋阴，润燥止血。用于血虚萎黄，眩晕心悸，肌痿无力，心烦不眠，虚风内动，肺燥咳嗽，劳嗽咯血，吐血尿血，便血崩漏，妊娠胎漏。

【识别特征】

**眼看**：本品呈长方形扁块，块形平整，边角齐整。表面有光泽，呈琥珀色或棕黑色。断面光亮，对光透视时，阿胶块的边缘呈半透明样。

**手摸**：手摸之表面光洁，用手拍击易碎。

**鼻闻**：固体阿胶闻之，有较淡的胶香气，阿胶块溶于热水后，甜香气较浓。

**口尝**：放入口中后，时间较长阿胶溶化，有较强的滑腻感。嚼之粘牙。

【质量鉴别】阿胶当以黄透如琥珀色、光黑如漆者为真。真者无皮臭味，夏日亦不湿软。阿胶曾经出现过使用其他动物的皮熬制而成的伪品，应注意鉴别。

【应用简介】

1. 阿胶适用于阴虚、气血不足的人服用。

2. 阿胶山药羹：阿胶（阿胶原粉）9克，山药30克，红糖少许，水淀粉适量。山药去皮洗净切成小丁，放入锅中加适量清水，置火上煮熟。阿胶溶化后，倒入山药锅中，放入淀粉、红糖调成羹即成。每日早、晚各食1次。

功效：调补肝肾。凡肝肾两虚所致经期小腹隐痛、头晕耳鸣、舌质淡红者，皆可作为食疗佳品。肝肾不足的妇女宜常食之。

3. 阿胶糕：阿胶250克，黑芝麻250克，核桃仁250克，红枣125克，桂圆干50克，葡萄干50克，枸杞子50克，冰糖250克，黄酒375毫升。阿胶砸成小块，加入黄酒浸泡3～4天，至泡软后，放入蒸锅上，加入冰糖隔水蒸1小时左右，然后再加入炒熟的核桃仁、黑芝麻，以及去核的红枣和桂圆干（切碎），取一密封保鲜盒，下面垫耐热保鲜膜，待完全凉后，放入冰箱冷藏48小时取出切片，或者直接服用。

功效：补血养血，美容养颜，润肠通便，提高免疫力，是老少皆宜的具有复合保健价值的补品。

【使用注意】因阿胶滋腻，有碍脾胃消化功能，胃部胀满、消化不良、饮食不香，属中医学脾胃虚弱者应慎用。在患有感冒、咳嗽、腹泻等病或月经来潮时，应停服阿胶，待病愈或经停后再继续服用。另外服用阿胶期间还需忌口，如生冷食物、萝卜、浓茶等。

# 艾 叶

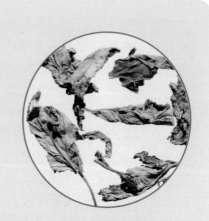

【别称】冰台、艾蒿。

【来源】本品为菊科植物艾的干燥叶。

【性味归经】辛、苦，温，有小毒。归肝、脾、肾经。

【功能主治】温经止血，散寒止痛。外用祛湿止痒。用于吐血，衄血，崩漏，月经过多，胎漏下血，少腹冷痛，经寒不调，宫冷不孕；外治皮肤瘙痒。醋艾炭温经止血，用于虚寒性出血。

【识别特征】

　　眼看：本品多皱缩、破碎，有短柄。完整叶片展平后呈卵状椭圆形，羽状深裂，裂片椭圆状披针形，边缘有不规则的粗锯齿；上表面灰绿色或深黄绿色。

　　手摸：质柔软。上表面有稀疏的柔毛和腺点；下表面密生灰白色绒毛。

　　鼻闻：气清香。

　　口尝：口嚼之味苦。

【质量鉴别】以叶厚、色青、背面灰白色、绒毛多、香气浓郁者为佳。

【应用简介】

1. 艾叶预防瘟疫已有几千年的历史，同时艾草具有一种特殊的香味，这特殊的香味具有驱蚊虫的功效，所以，古人常在门前挂艾草，一来用于避邪，二来用于赶走蚊虫。

2. 将本品捣绒，制成艾条、艾炷等，熏灸体表穴位，能温煦气血，透达经络。产后感寒腹痛或老人脐腹冷痛者，可用熟艾入布袋兜于脐部。

3. 艾叶性秉温热，善于驱寒，煎汤煮水后，浸泡腿脚，可用于风寒湿邪侵于经络所致的腿脚疼痛，起到温经散寒的作用。

4. 艾叶食疗：艾叶可以煮粥、煮汤，也可以用艾叶煮鸡蛋。

艾叶煮鸡蛋的主要功效是温经止痛，散寒止血。主要用于胎动不安，腹中冷痛，皮肤瘙痒和痛经。制作方法是将艾叶25克洗净，放入锅内，加水1000毫升，置武火烧沸，再用文火煮25分钟，停火，过滤，收取药液，加入25克红糖武火烧沸，加入两只煮熟去皮的鸡蛋，再用文火煮8分钟即成。

【使用注意】艾叶含挥发油，用量过大或误服大量可致中毒。阴虚血热者慎服。

# 八角茴香

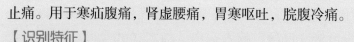

【别称】大茴香。

【来源】本品为木兰科植物八角茴香的干燥成熟果实。

【性味归经】辛，温。归肝、肾、脾、胃经。

【功能主治】温阳散寒，理气止痛。用于寒疝腹痛，肾虚腰痛，胃寒呕吐，脘腹冷痛。

【识别特征】

**眼看：**由八个蓇葖果放射状排列于中轴上，各分果近等大。外表面棕褐色或红褐色，有不规则皱纹，顶端钝或钝尖，果皮较厚，上侧多开裂呈小艇形；内表面淡棕色，有光泽。每个蓇葖果内含种子一枚，扁卵圆形，红棕色或灰棕色，有光泽。果柄长3~4厘米，弯曲，常脱落。

**手摸：**质较硬而脆。

**鼻闻：**气芳香。

**口尝：**味辛甜。

【质量鉴别】以个大、色红、油性大、香气浓者为佳。

【应用简介】

1. 八角茴香在生活中常作为调料使用，也称大料。主要用于烧、卤、炖、煨等动物性原料。有时也用于素菜。如炖萝卜、卤豆干等。八角是五香粉中的主要调料，也是卤水中的最主要的香料，在福建，八角是大溪香肠的主要调味品。

2. 八角茴香在药用方面的主要作用有：

①治腰重刺胀：将八角茴香炒熟研末，用酒服送，每服6克。

②治小肠气坠：取八角茴香、小茴香各10克，川楝子5克，水煎服，发汗。

③治胁下刺痛：配麸炒枳壳，研末，用盐、酒调服。

④治疗阳痿：用八角焖狗肉。取狗肉250克，煮烂，加入适量八角茴香、小茴香、桂皮、陈皮、草果、生姜、盐、酱油等调料同煮食。

⑤治乳癖：八用角核桃仁粉。取核桃一个砸开，取仁，配以八角茴香一枚捣碎，饭前共咀嚼烂如泥吞下，每日三次。轻者连用一月可愈，重者即能减轻症状。

【使用注意】八角茴香性温燥，阴虚火旺者慎服。

# 白扁豆

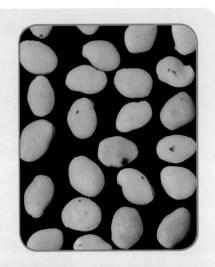

【别称】火镰扁豆、峨眉豆、扁豆子、茶豆。

【来源】本品为豆科植物扁豆的干燥成熟种子。

【性味归经】甘，微温。归脾、胃经。

【功能主治】健脾化湿，和中消暑。用于脾胃虚弱，食欲不振，大便溏泻，白带过多，暑湿吐泻，胸闷腹胀。炒扁豆：健脾化湿。用于脾虚泄泻，白带过多。

【识别特征】

　　**眼看**：本品呈扁椭圆形或扁卵圆形，长8~13毫米，宽6~9毫米，厚约7毫米。表面淡黄白色或淡黄色，平滑，略有光泽，一侧边缘有隆起的白色眉状种阜。

　　**手摸**：质坚硬。种皮薄而脆。

　　**鼻闻**：气微。

　　**口尝**：味淡，嚼之有豆腥气。

【质量鉴别】以颗粒饱满、外皮洁净有光泽、嚼之有较强的豆腥气味为佳。

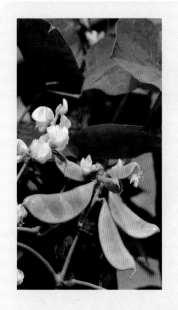

【应用简介】

1. 白扁豆既是滋补佳品，夏暑可作清凉饮料，又是一味良药。脾虚引起的泄泻、妇女白带过多、暑湿吐泻等宜用。

2. 用于夏季胃肠型感冒：白扁豆18克，香薷4克，厚朴6克，水煎服。

3. 用于慢性腹泻：白扁豆30克，炒熟，研粉，调服。

4. 用于白带过多：白扁豆50克，炒熟，研粉，米汤调服。

5. 用于中暑发热，暑湿泻泄：炒白扁豆60克，或鲜白扁豆120克，粳米60克，同煮为粥，至扁豆烂熟，夏秋季可供早、晚餐服食。

6. 用于春季疲乏无力、精神萎靡不振：白扁豆30克，莲子15克，银耳10克，大米100克。水适量，旺火煮沸，再改用小火，熬煮成粥食用。

# 白扁豆花

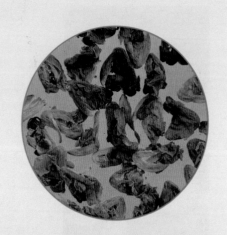

【别称】扁豆花。

【来源】本品为豆科植物扁豆的未完全开放的花蕾。

【性味归经】性平，味甘淡，无毒。归脾、胃、大肠经。

【功能主治】健脾和胃，消暑化湿。治痢疾，泄泻，赤白带下。

【识别特征】

　　**眼看：** 干燥花呈扁平不规则三角形。外形似虾皮。下部有绿褐色钟状的花萼，外面被白色短毛。花瓣多皱缩，黄白色或黄棕色，有脉纹，内有雄蕊十枚，其中九枚基部联合；里面有一黄绿色柱状的雌蕊，弯曲，先端可见白色细毛绒。

　　**手摸：** 质地柔软，体轻。

　　**鼻闻：** 气微香。

　　**口尝：** 味淡，无特异性气味。

【质量鉴别】以朵大、较完整、干燥者为佳。

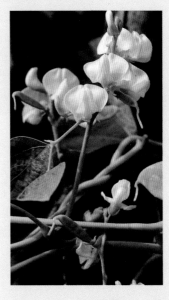

【应用简介】

1. 用于治疗夏季体内湿邪过剩引起的慢性泄泻。

①可采摘新鲜的白扁豆花100克，与瘦猪肉100克，葱一根、胡椒七粒，共制成馅料，包作小馄饨食用，每天食用一次，连续4~5天，止泻效果良好。

②取干扁豆花煮水服用，止泻效果亦佳。

③白扁豆花60克炒焦，与茶叶12克，同煎取汁，代茶饮。

2. 白扁豆花粥：干白扁豆花10~15克，粳米100克。先将粳米加适量的水煮粥，然后加入白扁豆花后改用慢火。亦可以将白扁豆花研粉调入，或者用鲜白扁豆花25克煮粥。

功能：健脾利湿止泻，适用于夏季感受暑热、发热、心烦、胸闷、吐泻及赤白带下等。

3. 扁豆花煎鸭蛋：白扁豆花40朵，鸭蛋两个，盐少量。将白扁豆花洗干净，打入鸭蛋，加少量盐搅匀。油锅放入麻油适量，煎熟即可。早、晚分食，连服2~3日。

功能：利湿清热，健脾止带。用于湿热下注型老年性阴道炎。

# 白 果

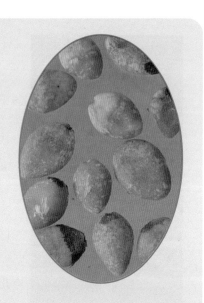

【别称】银杏。

【来源】本品为银杏科植物银杏的干燥成熟种子。秋季种子成熟时采收，除去肉质外种皮，洗净，稍蒸或略煮后，烘干。

【性味归经】甘、苦、涩，平，有毒。归肺经。

【功能主治】敛肺定喘，止带浊，缩小便。用于痰多喘咳，带下白浊，遗尿、尿频。

【识别特征】

**眼看**：本品略呈椭圆形，一端稍尖，另端钝，长1.5~2.5厘米，宽1~2厘米，厚约1厘米。表面黄白色或淡棕黄色，平滑，具2~3条棱线。内种皮膜质，种仁宽卵球形或椭圆形，一端淡棕色，另一端金黄色，横断面外层黄色，胶质样，内层淡黄色或淡绿色，中间有空隙。

**手摸**：中种皮（壳）骨质，坚硬。内层粉性。

**鼻闻**：气微，有时微具臭气。

**口尝**：味甘，微苦。

【质量鉴别】以壳色白、种仁饱满、断面色淡黄者为佳。外观洁白、无霉点、无裂果。种仁黄绿表明其新鲜，种仁灰白粗糙、有黑斑表明其干缩变质。摇动种核无声者为佳，有内音者表明种仁已干缩变质。种仁无任何异味者表明未变质，如果发现臭味，虽未霉变干缩但也说明其开始变质。

【应用简介】

1. 就食用方式来看，银杏主要有炒食、烤食、煮食、配菜、糕点、蜜饯、罐头、饮料和酒类。经常食用白果，对脑血栓、老年性痴呆、高血压、高血脂、冠心病、动脉硬化、脑功能减退等疾病具有特殊的预防和治疗效果。

2. 白果豆浆：白果15枚，去壳砸碎，加水煮熟；然后加豆浆200毫升，红糖30克煮开，一次喝完，连用7天。

功效：补肝肾，止带浊，用于妇女赤白带下、小儿遗尿、老人尿频等。

3. 猪小肚炖白果：白果15～30克，猪小肚一个。白果洗净，塞入洗净的猪小肚内，放入锅中，炖熟食之。

功效：固肾气，止遗尿，用于小儿遗尿。

【使用注意】白果生食有毒，最好不要自行采摘银杏树上的白果，应到正规药店购买经加工后的白果。白果服用过量可出现中毒反应，如发烧、呕吐、腹泻、惊厥、抽搐、肢体强直等。

# 白 芍

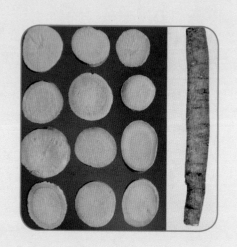

【别名】杭白芍、杭芍、白芍药。

【来源】本品为毛茛科植物芍药的干燥根。

【性味归经】苦、酸，微寒。归肝、脾经。

【功能主治】平肝止痛，养血调经，敛阴止汗。用于头痛眩晕，胁痛腹痛，四肢挛痛，血虚萎黄，月经不调，自汗盗汗。

【识别特征】

　　眼看：白芍外皮类白色或淡红棕色，偶有残存的棕褐色外皮。断面较平坦，类白色或微带棕红色，有放射状纹理。

　　手摸：质坚实。

　　鼻闻：气微。

　　口尝：味微苦、酸。

【质量鉴别】以粗壮、坚实、粉性足者为佳。

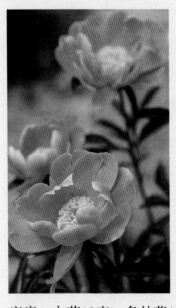

【应用简介】

1. 用于肠胃燥热之便秘：火麻仁20克，白芍9克，枳实9克，大黄12克，厚朴9克，苦杏仁10克。水煎服。

2. 用于痛经：白芍15克，干姜6克，研末为散，于经前以黄酒为引服用数日。

3. 用于月经不调：白芍12克，加水煎煮半小时，取汤液分两次服，每日一剂。

4. 用于腿脚肌肉痉挛、疼痛：白芍12克，炙甘草12克，加水煎煮，取汤液，分两次温服，每日一剂。

5. 用于乙肝携带者，慢性乙型肝炎日久迁延、阴血亏损、气血不足或肝肾阴虚型：猪肝150克洗净，切成薄片，加入绍酒、精盐、酱油、湿淀粉少许调匀；熟地10克，当归5克，川芎5克，白芍10克，炒枣仁5克，枸杞子10克，诸药洗净，加水煎煮去渣、取汁；锅炒旺下药汁、鸡汤、木耳。煮开后将木耳捞入碗内，肝片抖散下锅，汤开后去浮沫；肝片浮起时，加入精盐、胡椒粉、味精、熟猪油，片刻后关火，盛入碗内即成。

【使用注意】体质虚寒者忌服，不得与藜芦同用。

# 白 芷

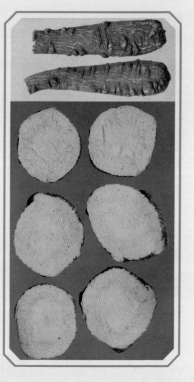

【别名】香白芷。

【来源】本品为伞形科植物白芷或杭白芷的干燥根。

【性味归经】辛，温。归胃、大肠、肺经。

【功能主治】散风除湿，通窍止痛，消肿排脓。用于感冒头痛，眉棱骨痛，鼻塞，鼻渊，牙痛，白带，疮疡肿痛。

【识别特征】

　　**眼看：**白芷外皮灰黄色至黄棕色，有多数纵皱纹。断面灰白色，皮部散有多数棕色油点，形成层环略呈方形。

　　**手摸：**质硬，显粉性。

　　**鼻闻：**有浓烈香气。

　　**口尝：**味辛、微苦。

【质量鉴别】以粗壮、体重、粉性足、香气浓郁者为佳。

【应用简介】

1. 用于风寒感冒头痛较重：白芷6克，羌活6克，防风6克。水煎服。也可将白芷10克研末，放入粳米粥中，加白糖调味服用，用于风寒头痛，鼻塞齿痛，鼻涕常流，不闻香臭者。

2. 用于风热感冒眉棱骨痛：白芷6克，黄芩6克。水煎服。日1剂，分两次服。

3. 用于鼻窦炎：白芷6克，辛夷3克，苍耳子5克。热汤熏鼻或水煎服。

4. 用于美白养颜：白芷打碎成细粉，与鸡蛋清、绿茶粉一同调成面膜；也可服白芷多宝鱼汤，不仅能调养气血，还能淡化色素，活血化瘀。将多宝鱼500克切成片，用胡椒粉、盐、水淀粉、蛋清、料酒抓匀，热锅热油，入姜片爆香，下入鱼骨和足量的清水，再加入白芷15克一起煮到滚，转文火继续煲15分钟，再转旺火煮沸3分钟，加盐调味。每周服一次为宜。

5. 白芷除药用外，生活中可用于加工肉类时调味。

【使用注意】阴虚血热者忌服。

# 百合

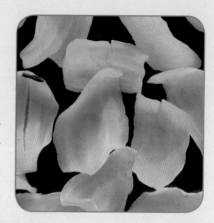

【别称】干百合。

【来源】本品为百合科植物卷丹、百合或细叶百合的干燥肉质鳞叶。秋季采挖，洗净，剥取鳞叶，置沸水中略烫，干燥。

【性味归经】甘，寒。归心、肺经。

【功能主治】养阴润肺，清心安神。用于阴虚久咳，痰中带血，虚烦惊悸，失眠多梦，精神恍惚。

【识别特征】

**眼看**：本品呈长椭圆形，长2~5厘米，宽1~2厘米，中部厚1.3~4毫米。表面类白色、淡棕黄色或微带紫色，有数条纵直平行的白色维管束。顶端稍尖，基部较宽，边缘薄，微波状，略向内弯曲。

**手摸**：质硬而脆，易折断，断面较平坦，角质样。百合鲜品含黏液质。

**鼻闻**：气微，无臭。

**口尝**：味微苦。

【质量鉴别】以鳞叶均匀、肉厚、筋少、淡黄白色、味微苦者为佳。

新鲜百合不发黑。干百合淡黄色为好，大小要均匀，以自然的黄白色（如颜色非常洁白，可能经过硫黄熏制）、不变质、不变色、无虫蛀、无异味者为佳。

【应用简介】

1. 百合贝母梨汤：百合、川贝母、梨适量，水煎服，或冲泡代茶饮。

功效：养阴润肺止咳。用于阴虚久咳，痰中带血，咽痛失音。

2. 百合枣仁五味汤：百合、酸枣仁、五味子适量，水煎服，或冲泡代茶饮。

功效：清心安神。用于热病后余热未清，虚烦不安，神情恍惚，失眠多梦，心情抑郁，悲伤欲哭等。

3. 养心鸭子：鸭子一只，黄花菜、百合、糯米各30克，香菇10克，大枣10枚，洗净，切碎，用葡萄酒15克拌匀，放入洗净的鸭腹中，上锅蒸至酥烂，食用。

功效：养血安神，养心健脑。

4. 百合杏仁粥：百合50克，杏仁10克，粳米50克，白糖适量。杏仁去皮、尖，打碎，同百合、粳米共煮为粥，加白糖适量温服。

功效：润肺止咳，清心安神。用于病后虚弱、干咳劳嗽。

【使用注意】百合虽对肺有补益，但其性寒，多食则伤肺气。

# 薄 荷

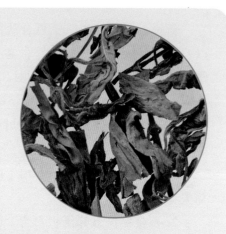

【别名】苏薄荷。

【来源】本品为唇形科植物薄荷的干燥地上部分。

【性味归经】辛，凉。归肝、胃经。

【功能主治】宣散风热，清利头目，透疹。用于风热感冒，风温初起，头痛目赤，喉痹口疮，风疹、麻疹胸胁胀闷。

【识别特征】

**眼看**：薄荷为多年生草本植物，新鲜的薄荷茎为四棱方柱形，有对生的分支，表面为绿色，有的呈紫棕色。叶片卵圆形对生，长2~7厘米，宽1~3厘米。夏季于叶片对生处开白色或淡紫色小花。干燥后的薄荷，叶子多呈碎片状，茎为四棱形的小段，多呈紫褐色。

**手摸**：新鲜的薄荷叶片摸之柔软，干燥的薄荷手摸微有刺手感，且易碎。

**鼻闻**：揉搓后有特殊清凉香气，新鲜的薄荷气味更为明显。

**口尝**：味辛、凉。

【质量鉴别】以叶片多、揉搓后香气辛凉浓郁者为佳。

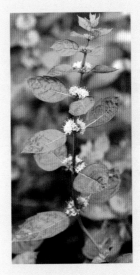

**【应用简介】**

1. 薄荷茶助消化，当饮食太过油腻时，可用薄荷茶帮助消化，刺激食物在消化道内运动。用鲜薄荷、干薄荷均可。

2. 薄荷提神醒脑，当工作压力较大感到困倦时，可采摘鲜薄荷叶，稍做揉搓后贴于太阳穴两侧，可起到提神醒脑、舒缓压力的作用。

3. 薄荷可清新口气。薄荷具有一种独特的芳香，将鲜薄荷含于口中进行咀嚼，可使齿颊留香，口气清新，去除口中异味。

4. 薄荷汤面：薄荷9克，苏叶3克。加水250毫升，煎煮5分钟取液。将煮好的面条放入碗中，加调料、香油，兑入药汁服用，每日一剂，连服三天。

功效：宣散祛热透疹。用于麻疹初期发热。

**【使用注意】**薄荷的主要成分为挥发油，具有一定的刺激性，并非所有人群均适用，哺乳期、怀孕期的妇女，及小儿均不宜单用薄荷或服薄荷茶。

# 陈 皮

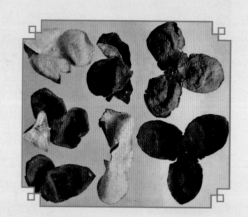

【别名】橘皮、新会皮、广陈皮。

【来源】本品为芸香科植物橘及其栽培变种的干燥成熟果皮。

【性味归经】苦、辛，温。归肺、脾经。

【功能主治】理气健脾，燥湿化痰。用于胸脘胀满，食少吐泻，咳嗽痰多。

【识别特征】

　　眼看：陈皮外表面橙红色或红棕色，有细皱纹及凹点；内表面浅黄白色，有黄白色或黄棕色筋络。

　　手摸：质稍硬而脆。

　　鼻闻：有特殊香气。

　　口尝：味辛、苦。

【质量鉴别】以皮薄、色红、油润、香气浓郁、陈久者为佳。

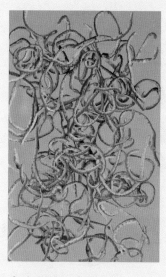

【应用简介】

1. 用于咳嗽痰多：陈皮适量，煎水频服。

2. 用于胃寒呕吐：陈皮10克，生姜6克，水煎服。

3. 用于胃热呕吐：陈皮10克，竹茹10克，黄连8克，水煎服。

4. 用于和胃理气，化痰止咳，消食清热：陈皮10克，切丝，水煎取汁。加大米100克，煮为稀粥，服食。

或将陈皮研末，每次取3~5克，调入已沸的稀粥中，同煮为粥服食。每日一剂，连续3~5天。

5. 陈皮除药用外，有时生活中也可作为调味品或原料，如青丝、红丝等。

【使用注意】气虚体燥、阴虚燥咳、吐血及内有实热者忌服。

# 赤小豆

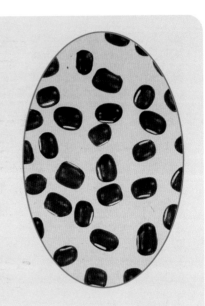

【别称】红小豆。

【来源】本品为豆科植物赤小豆或赤豆的干燥成熟种子。

【性味归经】甘、酸，平。归心、小肠经。

【功能主治】利水消肿，解毒排脓。用于水肿胀满，脚气肢肿，黄疸尿赤，风湿热痹，痈肿疮毒，肠痈腹痛。

【识别特征】

　　**眼看**：赤小豆呈长圆形而稍扁，长5~8毫米，直径3~5毫米。表面紫红色，一侧有白色线形凸起的种脐，偏向一端，约为全长2/3，中间凹陷呈纵沟；另侧有一条不明显的棱脊。

　　赤豆呈短圆柱形，两端较平截或钝圆，直径4~6毫米。表面暗棕红色，有光泽，种脐不凸起。

　　**手摸**：摸之光滑，质硬，不易破碎。

　　**鼻闻**：无明显气味。

**口尝：**味微甘。

【质量鉴别】以颗粒均匀、饱满、色紫红者为佳。

【特别提示】中药另有一种红黑豆，系广东产的相思子，特点是半粒红半粒黑，请注意鉴别，切勿误用。

【应用简介】

1. 赤小豆作为药食两用品种，男女老少皆可食用。对于水肿、脚气、黄疸、痈肿疮毒、小便不利及产后乳汁不下，服用有治疗作用。

2. 治疗脾虚水肿或脚气，小便不利。①将赤小豆60克，桑白皮15克，加水煎煮，去桑白皮，饮汤食豆。

②将白茅根60克，赤小豆1000克，加水煮至略干，除去白茅根，将赤豆分数次食下，用于水肿、小便不利，现用于肾炎或营养不良性水肿。

3. 用于产妇气血不足，乳汁不下。赤小豆120克，粳米30克，加水适量，煮稀粥，每日两次服用。

【使用注意】赤豆内服、外用都未见有副作用，但也不能长期大量服用。古代医书有赤小豆"多服泄津液，令人枯燥"、"久食瘦人"的记载。

# 川贝母

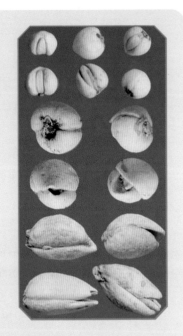

【别称】贝母、川贝。

【来源】本品为百合科植物川贝母、暗紫贝母、甘肃贝母或梭砂贝的干燥鳞茎。前三者按性状不同分别习称松贝和青贝，后者习称炉贝。

【性味归经】苦、甘，微寒。归肺、心经。

【功能主治】清热润肺，化痰止咳。用于肺热燥咳，干咳少痰，阴虚劳嗽，咳痰带血。

【识别特征】

**眼看：**

1. 松贝：呈类圆锥形或近球形，高0.3~0.8厘米，直径0.3~0.9厘米。表面类白色。外层鳞叶两瓣，大小悬殊，大瓣紧抱小瓣，未抱部分呈新月形，习称"怀中抱月"；顶部闭合，内有类圆柱形、顶端稍尖的心芽和小鳞叶1~2枚；先端钝圆或稍尖，底部平，微凹入，中心有一灰褐色的鳞茎盘，偶有残存须根。

2. 青贝：呈类扁球形，高0.4~1.4厘米，直径0.4~1.6厘米。外层鳞叶两瓣，大小相近，相对抱合，顶部开裂，内有心芽和小鳞叶2~3枚及细圆柱形的残茎。

3. 炉贝：呈长圆锥形，高0.7~2.5厘米，直径0.5~2.5厘米。表面类白色或浅棕黄色，有的具棕色斑点。外层鳞叶两瓣，大小相近，顶部开裂而略尖，基部稍尖或较钝。

**手摸：**质硬而脆，断面白色，富粉性。

**鼻闻：**气微。

**口尝：**味微苦。

【质量鉴别】这三种贝母均以完整、不破碎、外表类白色、质地硬脆、粉性足、味微苦者为佳，其中以松贝质量为佳。

【应用简介】

本品苦寒能清热化痰，又味甘质润能润肺止咳，尤适于内伤久咳、虚劳咳嗽、肺热燥咳、热痰等证。

1. 研粉冲服，一次1~2克。

2. 川贝蒸雪梨：将雪梨削皮，切半，削去梨柄，挖去梨核，将半个雪梨放入碗中，挖去梨核的部位放入冰糖、川贝，小火蒸一个半到两个小时。

【使用注意】

1. 风寒咳嗽不宜食用。

2. 不宜与乌头类药材同用。

# 大 枣

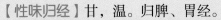

【别称】大红枣。

【来源】本品为鼠李科植物枣的干燥成熟果实。秋季果实成熟时采收，晒干。

【性味归经】甘，温。归脾、胃经。

【功能主治】补中益气，养血安神。用于脾虚食少，乏力便溏，妇人脏躁。

【识别特征】

**眼看**：本品呈椭圆形或球形，长2~3.5厘米，直径1.5~2.5厘米。表面暗红色，略带光泽，有不规则皱纹。基部凹陷，有短果梗。外果皮薄，中果皮棕黄色或淡褐色，果核纺锤形，两端锐尖。

**手摸**：中果皮肉质柔软，富糖性而油润。果核质坚硬。

**鼻闻**：气微香。

**口尝**：味甜。

【质量鉴别】以枣皮色紫红、颗粒大而均匀、果形短壮圆整、皱纹少者为优。

【应用简介】

1. 大枣具有补中益气、保健肠胃的功效，用于脾胃虚弱、中气不足、体倦乏力、食少便溏等症。

2. 安神补血：用于贫血、产后血虚萎黄、心悸失眠、妇女脏躁、情绪抑郁等症的治疗。

3. 大枣最突出的特点是维生素含量高。富含维生素C、维生素E，有美容养颜、抗衰老、抗疲劳和增强人体耐力的作用。对妇女更年期的潮热出汗、情绪不稳也有调补和控制作用。

4. 大枣常用药膳

①当归红枣粥：党参20克，红枣15枚，粳米100克，煮粥服用，可健脾益气补血。

②桂圆大枣红豆粥：干桂圆肉25克，大枣15枚，红豆50克，煮粥服用，可生血补血。

③枣泥饼：大枣300克，蒸熟去核；白术120克，鸡内金60克，干姜60克。共研为细末，和枣肉同捣为泥，作小饼，空腹嚼食，用于脾胃寒湿，消化不良，饮食减少，腹泻或便溏。

④红枣10枚，加水煎煮。每日饮服3次，用于过敏性紫癜。

⑤红枣、花生、冰糖各30克。先煮花生，再加红枣、冰糖同煮，睡前饮服。每日一剂，30天为一个疗程，用于急、慢性肝炎，肝硬化且血清转氨酶活力较高者。

⑥大枣、芹菜根各适量，加水煎汤，常服，用于高胆固醇血症。

【使用注意】

1. 糖尿病患者最好少食用，因其含糖量太高。

2. 过量食用大枣容易出现腹部胀满，凡痰浊壅盛、腹部胀满者要慎食。

# 淡豆豉

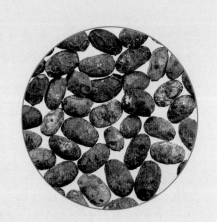

【别称】豆豉、香豆豉。

【来源】本品为豆科植物大豆的成熟种子发酵加工品。

【性味归经】苦、辛，凉。归肺、胃经。

【功能主治】解表除烦，宣发郁热。用于感冒，寒热头痛，烦躁胸闷，虚烦不眠。

【识别特征】

**眼看**：本品呈椭圆形，略扁，长0.6~1厘米，直径0.5~0.7厘米。表面黑色，有白霜，具皱缩。断面棕黑色。

**手摸**：质柔软。

**鼻闻**：略有香气。

**口尝**：味微甘。

【质量鉴别】以粒大、饱满、色黑者为佳。

【应用简介】

1. 用于虚烦不眠：栀子9克，淡豆豉4克，水煎服。

2. 用于风寒感冒

①葱豉粥：淡豆豉10克，先煎，去渣，取汁；加粳米50克，煮粥；临熟下葱白若干。

功效：疏风散寒，发表解肌。

②淡豆豉葱白煲豆腐：用于外感风寒、伤风鼻塞、流清涕、打喷嚏、咽痒咳嗽等。

先将豆腐2~4块放入锅中，用油略煎，然后放入淡豆豉12克，加清水150毫升，煎取80~90毫升，放入葱白、生姜，煮沸后取出即成。趁热服用，每日一剂，可连续服1~3日。

功效：发散风寒，清咽止咳。

3. 豆豉可在平日作为食材使用，具有一定的溶解血栓作用。

4. 豉汁牛蛙：豆豉15克，蒜3克，牛蛙130克。牛蛙切块，用精盐、黄酒、淀粉拌匀。将蒜放入锅中，加少许食用油，煸出香味；然后与牛蛙、豆豉一同放入蒸笼，武火蒸15分钟后，撒上葱花、生姜丝即可食用。

功效：利水减肥，润肤健美。

5. 淡豆豉性较平和，无明确服用禁忌。

# 当 归

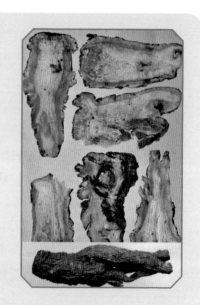

【别称】岷当归。

【来源】本品为伞形科植物当归的干燥根。

【性味归经】甘、辛，温。归肝、心、脾经。

【功能主治】补血活血，调经止痛，润肠通便。用于血虚萎黄，眩晕心悸，月经不调，经闭痛经，虚寒腹痛，肠燥便秘，风湿痹痛，跌仆损伤，痈疽疮疡。

【识别特征】

**眼看：**本品主根略呈圆柱形，下部有支根3~5条或更多，长15~25厘米。表面黄棕色至棕褐色，具纵皱纹和横长皮孔。

根头（归头）直径1.5~4厘米，具环纹，上端圆钝，有紫色或黄绿色的茎和叶鞘的残基。

主根（归身）表面凹凸不平。支根（归尾）直径0.3~1厘米，上粗下细，多扭曲，有少数须根痕。断面黄白色或

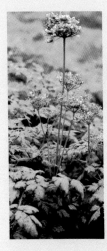

淡黄棕色，皮部厚，有裂隙和多数棕色点状分泌腔，木部色较淡，形成层环黄棕色。

**手摸**：质地柔韧。

**鼻闻**：有浓郁的香气。

**口尝**：味甘、辛、微苦。

【质量鉴别】以主根粗长、支根稍粗壮、表面黄褐色、断面粉白色或淡黄白色、香气浓郁者为佳。

【应用简介】

1. 用于月经不调、闭经痛经、气血不足、头痛头晕、便秘者。

2. 用于月经不调，属肝郁气滞，经来先后无定期，可与柴胡、白芍、白术等同用。

3. 用于心肝血虚而见面色萎黄、唇爪无华、头晕目眩、心悸肢麻，可与熟地、白芍、川芎配伍，补血之力更强。

4. 年老体弱、产后以及久病血虚肠燥便秘者，可与火麻仁、枳壳、生地等配伍使用。

【使用注意】

1. 热盛出血者禁服。

2. 湿盛中满、大便溏泄及孕妇慎服。

# 党参

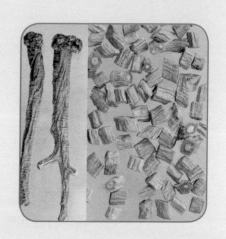

【别称】潞党参、条党参、西党参。

【来源】本品为桔梗科植物党参、素花党参或川党参的干燥根。

【性味归经】甘，平。归脾、肺经。

【功能主治】补中益气，健脾益肺。用于脾肺虚弱，气短心悸，食少便溏，虚喘咳嗽，内热消渴。

【识别特征】

　　眼看：根呈长圆柱形，稍弯曲，表面黄白色至黄棕色或灰棕色，根头部有多数疣状凸起，下有密集环状横纹，支根断落处常有黑褐色胶状物。

　　手摸：质稍硬或略带韧性。

　　鼻闻：具特殊香气。

　　口尝：味微甜。

【质量鉴别】以条粗壮、颜色黄白、质地柔润、气味浓、嚼之无渣者为佳。

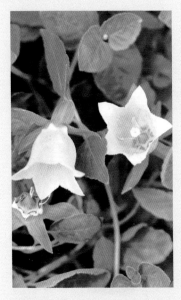

【应用简介】

1. 党参既可配伍群方，也可单独服食。单独使用时直接嚼服或熬制膏滋均可。

2. 党参在食疗中也可以同大枣、黄芪、枸杞子等一同代茶饮、煮粥或与肉类炖食。

①参苓粥：党参、茯苓、生姜各10克，粳米100克。先将党参等三味煎水取汁，后下米煮成粥，可加盐调味食。用于脾胃虚弱、少食欲呕、消瘦乏力等症。

②参芪粳米粥：党参、黄芪各10克，粳米100克。参、芪煎水取汁，下粳米煮成粥，以白糖调味食。

功效：补益脾肺之气，固表止汗。用于肺脾气虚、体倦乏力、短气自汗、少食便溏等症。

③参杞羊头汤：党参18克，枸杞子10克，山药24克，陈皮10克，羊头2000克，火腿30克。将羊头洗净，加陈皮煮开，去浮沫，煮熟烂，去骨取肉切方块，与上料一起上锅蒸，加入盐、味精等调味食用。用于脾胃虚弱、内寒腹泻、体虚消瘦、眩晕耳鸣等症。

【使用注意】党参性平，偏温，有热证、实证者禁用。

# 地 黄

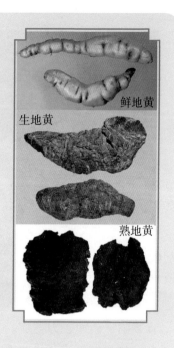

鲜地黄

生地黄

熟地黄

【别称】怀地黄。

【来源】本品为玄参科植物地黄的新鲜块根（鲜地黄）、干燥块根（生地黄），生地黄的炮制加工品（熟地黄）。

【性味归经】鲜地黄甘、苦，寒。归心、肝、肾经。生地黄甘，寒。归心、肝、肾经。熟地黄甘，微温。归肝、肾经。

【功能主治】

鲜地黄清热生津，凉血止血。用于热病伤阴，舌绛烦渴，温毒发斑，吐血衄血，咽喉肿痛。

生地黄清热凉血，养阴生津。用于热入营血，温毒发斑，吐血衄血，热病伤阴，舌绛烦渴，津伤便秘，阴虚发热，骨蒸劳热，内热消渴。

熟地黄滋阴补血，益精添髓。用于肝肾阴虚，腰膝酸软，骨蒸潮热，盗汗遗精，内热消渴，血虚萎黄，心悸怔忡，月经不调，崩漏下血，眩晕耳鸣，须发早白。

【识别特征】

**眼看**：鲜地黄呈纺锤形或条状，长8~24厘米，直径2~9厘米。外皮薄，表面浅红黄色。肉质，易断，断面皮部淡黄白色，可见橘红色油点，木部黄白色，导管呈放射状排列。

生地黄饮片呈类圆形或不规则的厚片。外表皮棕黑色或棕灰色，极皱缩，具不规则的横曲纹。切面棕黑色或乌黑色。

熟地黄饮片呈不规则块片、碎块，大小、薄厚不一。表面乌黑色，有光泽。

**手摸**：体重，质地柔韧，具黏性。

**鼻闻**：气微。熟地黄气微香。

**口尝**：鲜地黄味微甜、微苦。生地黄味微甜。

【质量鉴别】以"怀地黄"为地道药材，以个大、体重、质柔软油润、断面乌黑、味甜者为佳。

【应用简介】

1. 地黄酒：用于精血亏损的辅助治疗。

熟地黄100克，沉香10克，枸杞子50克，用米酒1500克浸泡。三天后服用。该方对阴虚血枯所致的须发早白也非常有效。

2. 地黄粥：用于血虚引起的面色黄暗、骨蒸潮热、腰膝酸痛、身倦无力等症。

生地黄15克，或干地黄30克，生姜数片，粳米50克煮粥，食用时可放入适量红糖。

3. 用于血虚不足：熟地黄与阿胶适量，水煎服。

【使用注意】生地黄性寒而滞，脾虚湿滞，腹满便溏者不宜用。熟地黄性质黏腻，较生地更甚，有碍消化，凡气滞痰多、脘腹胀痛、食少便溏者忌服。

# 丁 香

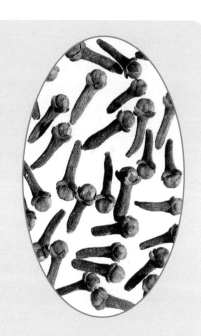

【别称】公丁香。

【来源】本品为桃金娘科植物丁香的干燥花蕾。

【性味归经】辛，温。归脾、胃、肺、肾经。

【功能主治】温中降逆，补肾助阳。用于脾胃虚寒，呃逆呕吐，食少吐泻，心腹冷痛，肾虚阳痿。

【识别特征】

**眼看：**丁香形似研棒状，长1~2厘米，上端为花蕾，近球形，下端为萼筒，类圆柱形而略扁，向下渐狭，微具棱，红棕色或暗棕色，表面有颗粒状凸起，萼先端四裂，裂片三角形，肥厚；花瓣四片，膜质，淡棕色，覆瓦状抱合呈球形。

**手摸：**质硬而重，用指甲划时有油渗出。

**鼻闻：**有特异浓郁香气。

　　**口尝**：味辛辣，微有麻舌感。

【质量鉴别】以完整、个大、油性足、颜色深红、香气浓郁、入水下沉者为佳。

【应用简介】

　　1. 丁香粥：用于胃寒呕吐、呃逆食少、腹痛腹泻、阳痿阴冷、寒湿带下等症。

　　丁香5克，水煎，取汁，加大米100克，煮粥，待沸时加入生姜3片，红糖适量。

　　2. 丁香鸭：用于脾胃虚弱、咳嗽、水肿等症。

　　鸭子一只，放入丁香5克、肉桂5克、豆蔻5克煎煮两遍制成的药汁中，再加入生姜15克，葱20克，盐3克，卤汁500克，冰糖30克，味精1克，香油25克，文火煮熟，食用。

　　3. 丁香常于生活中用以烹饪肉食加入少许调味。口中含服丁香可清新口气，去除口中异味。

　　4. 丁香姜糖：红糖200克，放入锅中，加水少许，以文火熬至较稠时，加入姜末40克，丁香粉5克调匀；再继续熬至用铲挑起呈丝状而不粘手，停火。将糖倒在涂过食油的大搪瓷盘中，稍冷，切条块。

　　功效：严冬季节常服，能温中散寒。用于冻疮。

【使用注意】热性病及阴虚内热者忌服。

# 冬虫夏草

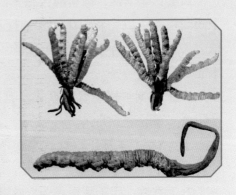

【别称】虫草、冬虫草、夏草冬虫。

【来源】本品为麦角菌科冬虫夏草菌寄生在鳞翅目蝙蝠蛾科昆虫绿蝙蝠蛾的幼虫体内萌发于头部的子座及其寄主的干燥复合体，均为野生品。生长在高寒地带海拔3000~4000米高山无树木的向阳坡，疏松干燥、腐殖质多的土壤中。冬季幼虫蛰居土里，菌类侵入幼虫体内，吸取养分使虫体充满菌丝而死亡。夏季自幼虫头部生出子座，故称冬虫夏草。

【性味归经】甘、平。归肺、肾经。

【功能主治】补肺阴，益肾阳。本品具有补而不滞、甘平不燥的特点，是医疗、保健乃至药膳中经常选用的名贵中药。

【识别特征】

　　眼看：冬虫夏草主要由虫体和子座两个部分组成，全长9~12厘米。虫体部分形状如同蚕形，长3~6厘米，直径4~7毫米。外表面粗糙，呈金黄色或棕黄色，背部有多数横环纹，每三条环纹为一组。腹部有八对足，近头部三对，中部四对较明显，近尾部一对。头部棕红色，尾部如蚕尾。将其折断，断面内心白色或银白色，周边呈深黄色。

子座部分从虫体头部生出，呈棒状，弯曲，表面灰褐色或黑褐色，长3~8厘米，直径约3毫米。断面白色。

**手摸**：虫体部分质地较坚脆，易折断；子座部分质地较柔韧。

**鼻闻**：具有虫草特异性的腥气。

**口尝**：口嚼稍具有韧性，味淡。

【质量鉴别】以虫体金黄色、发亮、丰满肥大，断面黄白色、不空虚，子座短小，无霉变和无杂质为佳。

【应用简介】

1. 冬虫夏草可采用研磨制粉后装入胶囊服用、与肉类炖着服用（尤善与鸭子同炖）、煮水当茶饮等方法食用。

2. 冬虫夏草为滋补类中药，具有补肺阴、益肾阳的功效，可用于病后虚弱、肺肾两虚、虚喘或痰中带血、肾虚阳痿、肾虚腰痛、习惯性感冒等，亦可用于提高免疫力，或者是术后、产后身体的恢复等。

3. 虫草鸡：用于肺气肿、气管炎、哮喘等症。

冬虫夏草10克，公鸡一只，葱、姜适量，一齐放入鸡腹中，将鸡放在蒸盅里，加上料酒、盐和适量的水，上笼蒸一小时以上后食用。

4. 虫草粥：用于虚劳咳喘、干咳咯血、盗汗自汗、腰膝酸软、阳痿遗精、病后久虚等症。

沙锅置火上，注入清水1000毫升，加入冬虫夏草3克，糯米100克，中火烧开后，改用小火慢煮，至米烂汤稠、表面浮起粥油时，下冰糖40克，精盐一克，再煮5分钟即可。

# 杜 仲

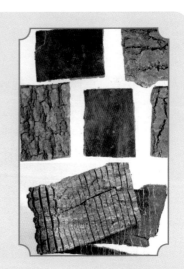

【别称】思仙、思仲。

【来源】本品为杜仲科植物杜仲的干燥树皮。

【性味归经】甘，温。归肝、肾经。

【功能主治】补肝肾，强筋骨，安胎。用于肾虚腰痛，筋骨无力，妊娠漏血，胎动不安。

【识别特征】

**眼看：**树皮呈扁平的板块状、卷筒状，或两边稍向内卷的块片，大小不一，厚2~7毫米。外表面淡灰棕色或灰褐色，平坦或粗糙，有明显的纵皱纹或不规则的纵裂槽纹，未刮去粗皮者有斜方形横裂皮孔，有时并可见淡灰色地衣斑。内表面暗紫褐色，光滑。

**手摸：**质脆，易折断，折断面粗糙，有细密银白色并富弹性的橡胶丝相连。

**鼻闻：**气微。

**口尝：**味稍苦，嚼之有胶状感。

【质量鉴别】以皮厚、块大、去净粗皮、内表面暗紫色、断面丝多者为佳。

【应用简介】

1. 中老年人肾气不足，腰膝疼痛，腿脚软弱无力，小便余沥者宜食；妇女体质虚弱，肾气不固，胎漏欲坠及习惯性流产者保胎时宜食；小儿麻痹后遗症、小儿行走过迟、两下肢无力者宜食；高血压患者宜食。

2. 杜仲寄生茶：杜仲、桑寄生各等份，共研为粗末。每次10g，沸水浸泡饮。

3. 杜仲焖猪腰：猪腰两只，切片；与核桃仁30克，爆炒；加入生姜10克，老蒜10克及用盐杜仲20克、酒炒补骨脂10克煎取的药汁，焖至猪腰熟透，汤汁浓稠即可。

功效：补肝肾，壮腰膝。用于肾虚腰痛，腰膝酸软，耳鸣耳聋，阳痿尿频等。

4. 杜仲牛骨汤：杜仲30克，骨碎补15克。共装布袋中，与500克砸碎的牛骨一同放入砂锅，加水适量，武火煮沸，淋入药酒，文火煮一个半小时，取出布袋，加葱花、姜末、精盐、五香粉，再烧至沸，随意服食，当日吃完。

功效：肾阳虚型骨质疏松症患者尤宜。

# 番泻叶

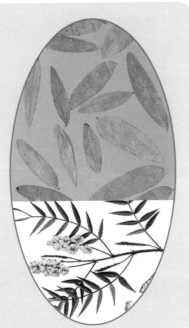

【别称】泻叶。

【来源】本品为豆科植物狭叶番泻或尖叶番泻的干燥小叶。

【性味归经】甘、苦，寒。归大肠经。

【功能主治】泻热行滞，通便利水。用于热结积滞，便秘腹痛，水肿胀满。

【识别特征】

　　眼看：狭叶番泻呈长卵形或卵状披针形，长1.5~5厘米，宽0.4~2厘米，全缘，叶端极尖，叶基稍不对称。上表面黄绿色，下表面浅黄绿色，无毛或近无毛，叶脉稍隆起。

　　尖叶番泻呈披针形或长卵形，略卷曲，叶端短尖或微凸，叶基不对称，两面均有细短毛茸。

　　手摸：硬韧略似皮革。

　　鼻闻：气微弱而特异。

　　口尝：味微苦，稍有黏性。

【质量鉴别】以叶片大、完整、色绿、梗少、无泥沙杂质者为佳。

【特别提示】进口的狭叶番泻叶中常混有耳叶番泻的小叶，本品几无泻下作用，应注意鉴别。与以上两种正品的不同点为：小叶片较宽，呈卵圆形或倒卵形，先端钝圆或微凹，表面有极多灰白色短毛。

【应用简介】

1. 适用于热结便秘、习惯性便秘、老年便秘：每日3g，代茶饮。

2. 用于便秘、水肿腹胀：缓下1.5~3克，攻下5~10克。开水泡服。

3. 番泻菠菜鸡蛋汤：番泻叶5~10克，菠菜200克，鸡蛋1个，生姜3片。

番泻叶加清水1000毫升（四碗量）共煎，去渣取汁，放进锅中，武火滚沸后，下菠菜，滚后徐徐加入蛋液，稍滚，调入适量香油、盐即可。

功效：泻热导滞，清热润肠。用于小儿积热便秘。

【使用注意】

1. 妇女哺乳期、月经期及孕妇忌用。大剂量服用，可引起恶心、呕吐、腹痛等。

2. 本品不宜长期服用，长期服用会加重便秘，所以长期便秘者应在医师指导下合理用药，不可以番泻叶或大黄作为长期通便药使用。

# 蜂 蜜

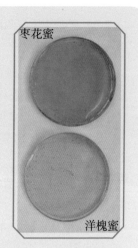

枣花蜜

洋槐蜜

【别称】蜜、枣花蜜。

【来源】本品为蜜蜂科昆虫中华蜜蜂或意大利蜂所酿的蜜。

【性味归经】甘，平。归肺、脾、大肠经。

【功能主治】补中润燥，止痛解毒。外用生肌敛疮，用于脘腹虚痛，肺燥干咳，肠燥便秘；解乌头类药毒；外治疮疡不敛，水火烫伤。

【识别特征】

**眼看**：半透明、带光泽、浓稠的液体，白色至淡黄色或橘黄色至黄褐色，久置或遇冷渐有白色颗粒状结晶析出。

**手摸**：用手搓捻，手感细腻，无沙粒感。

**鼻闻**：单花蜜有本植物特有的花香味，混合蜜有天然的花香味气息，假蜂蜜有的是蔗糖味，有的是香料味。

**口尝**：纯正天然的蜂蜜，味道甜润，略带微酸，口感绵软细腻，爽口柔和，余味清香悠久。

【质量鉴别】以稠如凝脂、气芳香、味甜而纯正、无异臭杂质者为佳。

【应用简介】

1. 适宜老人、小孩、便秘患者、高血压患者、支气管哮喘患者食用，一般人群均可食用。糖尿病患者也可以食用蜂蜜（注意少食）。

2. 蜂蜜的食用方法灵活，可用于凉菜及饮料调味，也可直接加水稀释后服用。

3. 蜂蜜药膳

①蜂蜜萝卜：鲜白萝卜洗净，切丁，放入沸水中煮沸捞出，控干水分，晾晒半日，然后放锅中加蜂蜜150克，用小火煮沸调匀，晾冷后服食。适用于消化不良、反胃、呕吐、咳嗽等。

②蜂蜜鲜藕汁：鲜藕适量，洗净切片，榨取汁液，按一杯鲜藕汁加蜂蜜一汤匙的比例调匀服食。每日2~3次，适用于热病烦渴、中暑口渴等。

③鲜百合蜂蜜：鲜百合50克，蜂蜜1~2匙。百合洗净，放碗中，上屉蒸熟，待温时加蜂蜜调拌。睡前服，适宜失眠患者常食。

④芹菜蜜汁：鲜芹菜100~150克，蜂蜜适量。芹菜洗净，捣烂绞汁，与蜂蜜同炖温服。每日一次。适宜肝炎患者饮用。

⑤蜂蜜核桃肉：蜂蜜1000毫升，核桃肉1000克。核桃肉捣烂，调入蜂蜜，和匀。每次服食一匙，每日两次，温开水送服。适宜虚喘证。

【使用注意】

1. 未满一岁的婴儿不宜食蜂蜜。

2. 脾虚泻泄及湿阻中焦的脘腹胀满、苔厚腻者不宜食。

# 佛 手

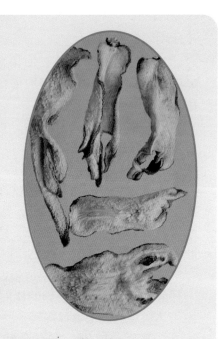

【别称】佛手丝。

【来源】本品为芸香科植物佛手的干燥果实。

【性味归经】辛、苦、酸，温。归肝、脾、肺经。

【功能主治】疏肝理气，和胃止痛。用于肝胃气滞，胸胁胀痛，胃脘痞满，食少呕吐。

【识别特征】

    **眼看：**多纵切成类椭圆形或卵圆形薄片，常皱缩或弯曲，有的具指状裂瓣。外表面橙黄色、黄绿色或棕绿色，有皱纹及油点。果肉浅黄白色。

    **手摸：**质硬而脆，受潮后柔韧。

    **鼻闻：**气芳香。

    **口尝：**果皮外部味辛微辣，内部味甘而后苦。

【质量鉴别】以片大、皮黄肉白、香气浓郁者为佳。

【应用简介】

1. 佛手茶：佛手与生姜、红糖等一同冲泡，代茶饮。用于肝胃气滞，脘腹胀痛，呕逆少食。

2. 佛手玫瑰茶：佛手10克，玫瑰花5克，沸水冲泡，代茶饮。用于肝郁气滞，胸胁胀痛，饮食减少。

3. 佛手柑粥：佛手柑10~15克，粳米50~100克，冰糖适量，水煮为粥，温热服用。

功效：健脾养胃，理气止痛。用于年老胃弱、胸闷气滞、消化不良、食欲不振、嗳气呕吐等。

【使用注意】阴虚血燥、无郁滞者慎服。

# 茯 苓

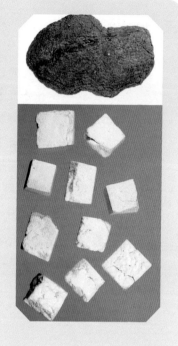

【**别称**】茯菟、茯灵、伏苓、松苓。

【**来源**】本品为多孔菌科真菌茯苓的干燥菌核。

【**性味归经**】甘、淡，平。归心、肺、脾、肾经。

【**功能主治**】利水渗湿，健脾宁心。用于水肿尿少，痰饮眩悸，脾虚食少，便溏泄泻，心神不安，惊悸失眠。

【**识别特征**】

**眼看**：茯苓个：整的茯苓呈类圆形、椭圆形、扁圆形或不规则团块，大小不一。外皮薄，棕褐色或黑棕色，粗糙，具皱纹和缢缩，有时部分剥落。断面有的具裂隙，外层淡棕色，内部白色，少数淡红色，有的中间抱有松根。

茯苓块：去皮后切制的茯苓，呈块片状，大小不一。

白色、淡红色或淡棕色。

茯苓皮：削下的茯苓外皮。形状大小不一。外面棕褐色至黑褐色，内面白色或淡红棕色，体软质松，略具弹性。

**手摸：**质坚实，断面颗粒性。

**鼻闻：**气微。

**口尝：**味淡，嚼之粘牙。

【质量鉴别】以体重坚实、外皮色棕褐、皮纹细、无裂隙、断面白色细腻、粘牙力强者为佳。

【应用简介】

1. 茯苓栗子粥：茯苓15克，栗子25克，大枣10枚，粳米100g。加水先煮栗子、大枣、粳米；茯苓研末，待米半熟时徐徐加入，搅匀，煮至栗子熟透，可加糖调味食，用于脾胃虚弱，饮食减少，便溏腹泻。

2. 茯苓山药肚：猪肚一只，清洗干净。将泡发的茯苓200克和怀山药200克洗净，装入肚内，淋上黄酒两匙，撒细盐半匙，扎紧口。入锅加水慢炖4小时，至肚酥烂离火。将熟肚剖开，取出茯苓、山药，冷却后烘干，研末装瓶。每次6~10克，日服3次，温开水送服。猪肚也可切片蘸酱油食用。

功效：补肾益胃，健脾渗湿，平解虚热，缓降血糖。

3. 茯苓适宜小便不利、脾虚食少、大便泄泻、水肿胀满、癌症、肝病、糖尿病患者。

【使用注意】阴虚无湿热、虚寒精滑、气虚下陷者慎服。

# 覆盆子

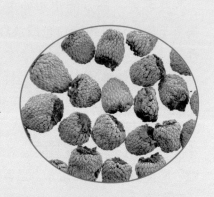

【别称】悬钩子、覆盆莓。

【来源】本品为蔷薇科植物华东覆盆子的干燥未成熟果实。

【性味归经】甘、酸，温。归肝、肾、膀胱经。

【功能主治】益肾固精缩尿，养肝明目。用于遗精滑精，遗尿尿频，阳痿早泄，目暗昏花。

【识别特征】

**眼看：** 本品是由多数小核果聚合而成的聚合果，呈圆锥形或扁圆锥形，高0.6~1.3厘米，直径0.5~1.2厘米。表面黄绿色或淡棕色，顶端钝圆，基部中心凹入。宿萼棕褐色，下有果梗痕。小果易剥落，每个小果呈半月形，背面密被灰白色茸毛，两侧有明显的网纹，腹部有凸起的棱线。

**手摸：** 体轻，质硬。

**鼻闻：** 气微。

**口尝：** 味微酸涩。

【质量鉴别】以粒完整、饱满、坚实、色黄绿、具酸味者

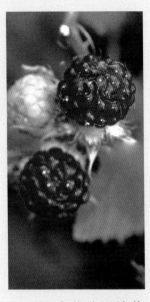

为佳。

【应用简介】

1. 覆盆子果作水果食用。覆盆子果实含有相当丰富的维生素A、维生素C、钙、钾、镁等营养元素以及大量纤维。每100克覆盆子，水分占87%，含蛋白质0.9克，纤维4.7克，能提供209.3千焦的热量。覆盆子能有效缓解心绞痛等心血管疾病，但有时会造成轻微的腹泻。覆盆子果实酸甜可口，有"黄金水果"的美誉。

2. 小儿缩尿糖浆：桑螵蛸10个，覆盆子、山茱萸、益智仁、菟丝子各15克，加水500克，煎煮两遍，取汁400克，加红糖100克溶化装瓶。每服10克，每天3次。

功效：补肾缩尿，用于小儿遗尿，肾虚遗尿，尿频。

3. 用于肝肾不足、目暗昏花不明者，可单用久服，或与枸杞、桑椹、菟丝子等药同用。

【使用注意】肾虚有火、小便短涩者慎服。

# 干 姜

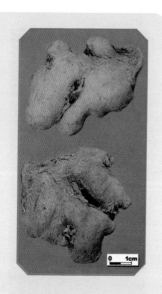

【别称】粉干姜。

【来源】本品为姜科植物姜的干燥根茎。

【性味归经】辛，微温。归肺、脾、胃经。

【功能主治】解表散寒，温中止呕，化痰止咳。用于风寒感冒，胃寒呕吐，寒痰咳嗽。

【识别特征】

　　眼看：本品呈不规则块状，略扁，具指状分支，长4~10厘米，厚1~2厘米。表面黄褐色或灰棕色，有环节，去皮者黄白色，无环节。分支顶端有茎痕或芽。断面浅黄色，折断后呈纤维性。

　　手摸：质地坚实，具有粉性，饱满。

　　鼻闻：气香浓烈。

　　口尝：味辛辣。

【质量鉴别】以个大、粉性足、香气浓烈者为佳。

【应用简介】

1. 干姜粥：干姜5克，大米50克，白糖适量。将干姜洗净，水煎取汁，加大米煮粥，待沸时调入白糖，煮至粥熟即成，每日一剂，连续3~5天。

功效：温中健脾，散寒止痛。用于脾肺虚寒，心腹冷痛，恶心呕吐，泛吐清水，四肢不温，纳差乏力，肠鸣腹泻，咳嗽痰稀，形寒背冷等。

2. 干姜茶：干姜30克，茶叶60克。将二者研细末，拌匀，装瓶备用。每次取3克，开水冲泡，代茶饮。每天2~4次，连饮5~7天。

功效：温中祛寒，和胃止痛。用于脾胃虚寒所致的胃脘隐痛，腹胀喜按得热则舒，渴喜热饮，大便清稀，面色黄白，泛吐清涎，舌苔白腻者尤佳。

3. 干姜当归烧羊肉：干姜10克，当归12克，羊肉250克。先将羊肉洗净，切成3厘米长、2厘米厚的块，于沸水中焯过，捞出，放入砂锅内，下干姜、当归及酱油、盐、糖、黄酒等佐料，加清水适量，用武火烧沸后，改用文火炖至羊肉熟透即可。

功效：益气补虚，温中暖下。用于病后、产后体虚，血虚头晕，身体虚寒腹痛，面色苍白，血枯经闭等。建议每两日一剂，分次佐餐食用。

# 甘草

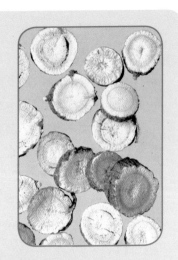

【别称】国老、粉草、甜草。

【来源】本品为豆科植物甘草、胀果甘草或光果甘草的干燥根及根茎。

【性味归经】甘，平。归心、肺、脾、胃经。

【功能主治】补脾益气，清热解毒，祛痰止咳，缓急止痛，调和诸药。用于脾胃虚弱，倦怠乏力，心悸气短，咳嗽痰多，脘腹、四肢挛急疼痛，痈肿疮毒，缓解药物毒性、烈性。

【识别特征】

**眼看**

1. 甘草：根呈长圆柱形，长30~100厘米，直径0.6~3.5厘米。表面红棕色、暗棕色或灰褐色，有明显的皱纹、沟纹及横长皮孔，并有稀疏的细根痕。外皮松紧不一，有的两端切面中央稍下陷。横切面有明显的形成层环纹和放射状纹理，皮部偏弯，常有裂隙，显"菊花心"。根茎表面有芽痕，横切面中心有髓。

2. 光果甘草：根茎及根质地较坚实。表面灰棕色，皮

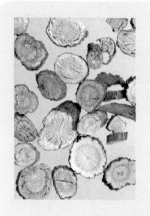

孔细而不明显。断面纤维性，裂隙较少。

3. 胀果甘草：根茎及根木质粗壮，多灰棕色至灰褐色。质坚硬，易潮。断面淡黄色或黄色，纤维性。

**手摸**

1. 甘草：质坚实而重，断面纤维性，有粉性。

2. 光果甘草：根茎及根质地较坚实。

3. 胀果甘草：质坚硬，易潮。断面粉性少。

**鼻闻**：气微。

**口尝**：味甜而特殊。

【质量鉴别】以外皮细紧、色红棕、质坚实、断面黄白色、粉性足、味甜者为佳。

【特别提示】长期服用甘草易致高血压。

【应用简介】用于咽喉疼痛，取适量甘草含服，或与桔梗同煎服下。

【使用注意】

1. 胃溃疡者、十二指肠溃疡者、神经衰弱者、支气管哮喘者、血栓静脉炎患者；湿阻中满、呕恶及水肿胀满者禁服。

2. 甘草恶远志，反大戟、芫花、甘遂、海藻。

# 高良姜

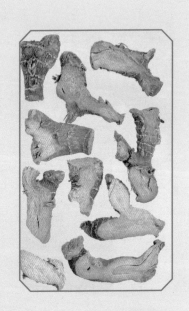

【别称】良姜。

【来源】本品为姜科植物高良姜的干燥根茎。

【性味归经】辛，热。归脾、胃经。

【功能主治】温胃散寒，消食止痛。用于脘腹冷痛，胃寒呕吐，嗳气吞酸。

【识别特征】

**眼看**：呈圆柱形，多弯曲，有分支，表面棕红色至暗褐色，有细密的纵皱纹及灰棕色的波状环节。断面纤维性，灰棕色至红棕色，中心环明显。

**手摸**：质坚实，不易折断。

**鼻闻**：气芳香。

**口尝**：味辛辣。

【质量鉴别】以色红棕、气香味辣、分支少者为佳。

【应用简介】

1. 高良姜除药用外，在生活中常做调味料使用，五香粉的组成里就有高良姜。

2. 高良粥：高良姜、干姜各5克，水煎，取汁，加大米50克，煮粥，白糖适量。每日一剂，连续3~5天。

适用于脾胃虚寒，心腹冷痛，恶心呕吐，泛吐清水，四肢不温，纳差乏力，肠鸣腹泻，形寒背冷等症。

3. 良姜鸡块：老公鸡一只（约1500克），高良姜10克，草果10克，陈皮4克，胡椒4克，葱、酱油、糖、精盐、味精各适量，醋少许。上料一起炖煮熟烂即可食用，每日一碗。

功效：健脾益气，散寒温中。

4. 高良姜香附鸡肉汤：鸡肉250克，高良姜15克，香附12克，红枣4枚。鸡肉切去肥脂，放入开水中焯过，控干水。把全部用料放入锅内，加水适量，武火煮沸后，文火煮两小时，调味即可。

功效：疏肝行气，祛寒止痛。用于肝气犯胃或寒邪犯胃引起的胃脘胀痛、时有嗳气、厌食呕恶等。

【使用注意】阴虚内热者忌服。

# 葛 根

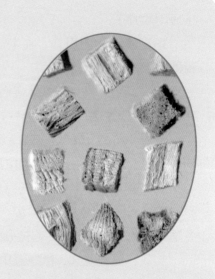

【别称】柴葛根。

【来源】本品为豆科植物野葛的干燥根。

【性味归经】甘、辛，凉。归脾、胃经。

【功能主治】解肌退热，生津透疹，升阳止泻。用于外感发热头痛、项背强痛，口渴消渴，麻疹不透，热痢泄泻；高血压颈项强痛。

【识别特征】

　　**眼看**：葛根常为斜切或纵切块片，类白色或淡棕色，切面粗糙，纤维性强。

　　**手摸**：切面粗糙，有时有粉末脱落，质坚实。

　　**鼻闻**：气微。

　　**口尝**：味淡、微甘苦。

【质量鉴别】以块大、质坚实、色白、粉性足、纤维少者为佳。

【应用简介】

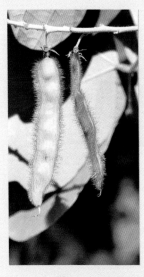

1. 葛根粥：葛根10克，水煎，取汁，加粳米50克，煮粥，待熟时加入白糖。

用于外感风热，头痛项强，麻疹初起，透发不畅，脾虚泄泻，热病津伤口渴及消渴等症。

2. 醒酒茶：葛根、枳壳、枳椇子、藿香、茶叶适量，制成袋泡茶，代茶饮。

功效：和胃醒酒。

3. 葛根白芷炖羊排：将羊排280克洗净，开火焯去血沫；葛根6克，白芷5克，入锅内，加水约1000毫升，大火烧开后转小火煮20分钟以上，滤出药渣，将羊排放入药汤内，同时加姜、葱、料酒，最后加胡萝卜200克，炖15分钟后肉软烂即可食用。

功效：疏肝行气，活血通络，用于各种神经痛。

4. 葛根多供药用，同科植物甘葛藤的干燥根与葛根功效近似，习称"粉葛"，富含淀粉，有厂家提取其淀粉可供使用。

葛根粉可直接水调服，或代替淀粉使用，用于糖尿病消渴。

【使用注意】脾胃虚寒者慎用。

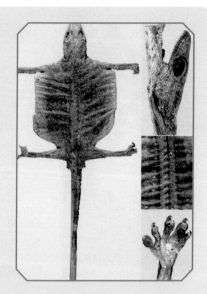

# 蛤 蚧

【别称】蚧蛇、大壁虎。

【来源】本品为壁虎科动物蛤蚧的干燥体。

【性味归经】咸，平。归肺、肾经。

【功能主治】补肺益肾，纳气定喘，助阳益精。用于肺肾不足，虚喘气促，劳嗽咯血，阳痿遗精。

【识别特征】

眼看：蛤蚧呈扁片状，头颈部及躯干部长9~18厘米，腹背部宽6~11厘米，尾长6~12厘米。头略呈扁三角状，两眼多凹陷成窟窿，口内有细齿，生于颚的边缘，无异形大齿。吻部半圆形，吻鳞不切鼻孔，与鼻鳞相连，上鼻鳞左右各一片，上唇鳞12~14对，下唇鳞21片。腹背部呈椭圆形，腹薄。背部呈灰黑色或银灰色，有黄白色或灰绿色斑点散在或密集成不显著的斑纹，脊椎骨和两侧肋骨凸起。四足均具五趾，除前足第一支趾外，其余均有钩爪；尾细而坚实，微现骨节，与背部颜色相同，有七个明显的银灰色环带。全身密被圆形或多角形微有光泽的细鳞，散有紫褐色疣鳞，腹部鳞片方形，镶嵌排列。

**手摸**：质坚韧。

**鼻闻**：稍具腥气。

**口尝**：味微咸。

【质量鉴别】以体大、肥壮、尾粗而长、无虫蛀者为佳。

【特别提示】牙生于颚边，无大牙；背与腹部鳞片近等大；足有吸盘是蛤蚧；牙生于颚内，有大牙；背部鳞片远比腹部鳞片细小；足无吸盘是伪蛤蚧。

【应用简介】

1. 蛤蚧补肺气，定喘止渴，功同人参；益阴血，助精扶羸，功同羊肉。

2. 蛤蚧酒：蛤蚧一对，白酒1000毫升。将蛤蚧去头、足、鳞，切成小块，泡酒，密封两个月，每次饮30毫升。

功效：补肺益肾，纳气定喘，助阳益精。

3. 蛤蚧羊肺汤：羊肺150克，蛤蚧7克，绍酒8克，姜末10克，花椒10粒，味精1克，精盐2克。将羊肺洗净，置锅中，沸水煮30分钟；然后用清水冲净，切成片，待用。将蛤蚧眼去除，清洗干净，烘干，研成粉末，待用。将锅置于火上，加水适量，放入羊肺，烧开后，撇净浮沫，加绍酒、花椒、生姜末、蛤蚧粉，炖至羊肺熟透，点入精盐、味精，调好口味，即可食用。

功效：补肺肾，壮阳。用于肺痿、咳嗽、咯血、消渴、小便不利、尿频等。

【使用注意】阴虚火动、风邪喘嗽二者禁用。

# 枸杞子

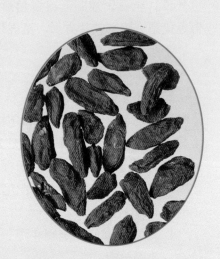

【别称】宁夏枸杞、西枸杞、地骨子。

【来源】本品为茄科植物宁夏枸杞的干燥成熟果实。

【性味归经】甘，平。归肝、肾经。

【功能主治】滋补肝肾，益精明目。用于虚劳精亏，腰膝酸痛，眩晕耳鸣，阳痿遗精，内热消渴，血虚萎黄，目昏不明。

【识别特征】

**眼看：**呈纺锤形或椭圆形，长1~2厘米，直径4~9毫米。表面红色或暗红色，陈久者紫红色，具不规则皱纹，略有光泽。顶端有小凸起状花柱痕迹。基部有白色的果柄痕。果实内有种子多数。种子黄色，扁平似肾形，长1.5~1.9毫米，宽1~1.7毫米。

**手摸：**质柔软而滋润，果肉肉质，有黏性。

**鼻闻：**气微。

**口尝：**味甜、微酸苦，嚼之唾液呈红黄色。

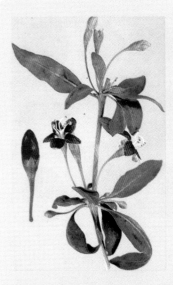

【质量鉴别】以粒大、肉厚、籽少、色红、质柔、味甜者为佳。

【应用简介】

1. 有酒味的枸杞已经变质，不可食用。

2. 用于肝肾不足，视物不清：菊花5~10个，枸杞子3~8粒，放入已经预热的杯中，加入沸水泡10分钟后饮用。

3. 用于糖尿病：枸杞子30克，兔肉250克，加水适量，文火炖熟后加盐调味，取汤饮用。

4. 用于男性不育：枸杞子每晚15克，嚼碎咽下，连服一个月为一个疗程。一般服至精液常规转正常后再服一个疗程。

5. 用于老年人夜间口干：每晚睡前取枸杞子30克，用开水洗净后徐徐嚼服。服用10天后可见效。

6. 枸杞子适宜肝肾阴虚、癌症、高血压、高血脂、动脉硬化、慢性肝炎、脂肪肝患者；用眼过度者、老人更加适合。

【使用注意】外感实热、脾虚泄泻者不宜服用。

# 桂 圆

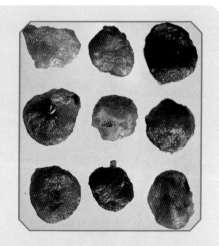

【别称】龙眼、龙眼肉、元眼肉、龙眼干。

【来源】本品为无患子科植物龙眼的假种皮。

【性味归经】甘，温。归心、脾经。

【功能主治】补益心脾，养血安神。用于气血不足，心悸怔忡，健忘失眠，血虚萎黄。

【识别特征】

**眼看：**假种皮为不规则块片，常粘结成团，长1~1.5厘米，宽1~3.5厘米，厚约1毫米。黄棕色至棕色，半透明。外表面皱缩不平；内表面光亮，有细纵皱纹。

**手摸：**质柔润，有黏性。手捏易碎，壳硬而脆者质优；手捏壳凹陷，不易碎，说明受潮或干燥度低，时间长易霉变。

**鼻闻：**气微。

**口尝：**味甜，软糯，清香，嚼时无渣的质好；甜味不足，硬韧，嚼有残渣者质次；味带干苦，是烘焙过度或陈货。

【质量鉴别】以片大、肉厚、质细软、色棕黄、半透明、味浓甜者为佳。

【特别提示】购买时应注意与疯人果相鉴别。疯人果又叫龙荔，有毒，它的外壳较龙眼平滑，没有真桂圆的鳞斑状外壳，果肉粘手，不易剥离，也没有龙眼肉有韧性，仅有点儿带苦涩的甜味。

【应用简介】

1. 桂圆无论鲜品、干品都可直接食用。

2. 用于气血不足：桂圆肉30克，西洋参片3克，放入锅中隔水蒸透服食。

3. 用于心悸怔忡：龙眼肉每日嚼食30克。

4. 糖渍鲜龙眼：鲜龙眼500克（去皮核），加白糖50克，反复蒸、晒数次，至色泽变黑，最后拌入白糖少许装瓶。每次食龙眼肉4～5粒，每日两次。本品有力胜人参、黄芪之说，可养心血，补气力，安心神。适用于老人、病后、产前产后体虚，瘦弱，失眠，心悸，健忘等。

5. 桂圆粥：龙眼肉10克，莲子15克，糯米60克，共同煮粥，每天早、晚分食。用于贫血体弱，心悸失眠，精神不振。

【使用注意】一般人群均可食用；尤适宜体质虚弱的老年人、记忆力减退者、头晕失眠者、妇女食用；有上火发炎症状时不宜食用，孕妇不宜多食。

# 海 龙

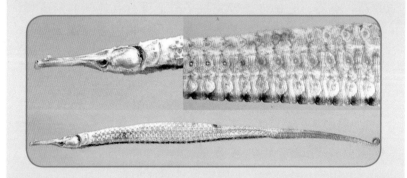

【别称】杨枝鱼、管口鱼、钱串子。

【来源】本品为海龙科动物刁海龙、拟海龙或尖海龙的干燥体。

【性味归经】甘、咸，温。归肝、肾经。

【功能主治】温肾壮阳，散结消肿。用于肾阳不足，阳痿遗精，癥瘕积聚，瘰疬痰核，跌仆损伤；外治痈肿疮疔。

【识别特征】

**眼看：**呈长形而略扁，中部略粗，尾端渐细而略弯曲，长20~40厘米，中部直径2~2.5厘米。头部具管状长嘴，嘴的上下两侧具细齿，有两只深陷的眼睛。表面黄白色或灰棕色，黄白色者则背棱两侧有两条灰棕色带。中部以上具五条凸起的纵棱，中部以下有四条纵棱，具圆形凸起的花纹，并有细横棱。

**手摸：** 骨质坚硬。

**鼻闻：** 气微腥。

**口尝：** 味微咸。

【质量鉴别】以条大、色白、头尾整齐不碎者为佳。

【应用简介】

1. 海龙猪肉汤：巴戟60克，海龙15克，杜仲15克，猪瘦肉300克。将巴戟、海龙、杜仲洗净；猪瘦肉洗净，切块。全部用料放入锅内，加清水适量，武火煮沸后，改用温火煲两小时，调味即可。饮汤吃肉。

功效：补肾壮阳。用于肾虚阳衰，症见性欲减退、举而不坚、早泄遗精、腰膝酸软。

2. 海龙鸡：海马10克，海龙10克，杜仲10克，肉苁蓉20克，童子鸡1只（500克），葱20克，姜15克，绍酒20克，盐10克。将童子鸡洗净，切成长方形大块，放入锅内。将海马、海龙洗净，放入锅内，加入杜仲、肉苁蓉、绍酒、葱、姜、盐，加水3000毫升，用武火煮沸，文火煮炖1小时即成。

功效：温中壮阳，益气补精。

3. 海龙酒：海龙以高度白酒，配以锁阳、肉苁蓉等浸泡，用于男性阳痿遗精。

4. 海龙骨髓烩海参：将海参、牛骨髓、海龙小火烩制而成。可益精填髓、补脑安神、滋养强壮，适宜老年人常食。

【使用注意】孕妇及阴虚火旺者忌服。

# 海 马

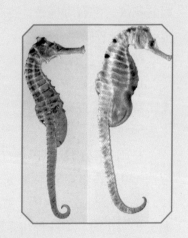

【别称】水马、马头鱼。

【来源】本品为海龙科动物线纹海马、刺海马、大海马、三斑海马或小海马（海蛆）的干燥体。

【性味归经】甘、咸，温。归肝、肾经。

【功能主治】温肾壮阳，散结消肿。用于阳痿，遗尿，肾虚作喘，癥瘕积聚，跌仆损伤；外治痈肿疮疔。

【识别特征】

**眼看**：体呈长形，略弯曲或卷曲，长8~23厘米，下部细而方，直径约1厘米，尾端略尖而弯曲。头似马头，具管状的长嘴，有两只深陷的眼睛。表面黄白色或灰棕色，略有光泽，上部具六棱，下部有四棱，密生凸起的横纹，边缘有齿，背部有鳍。

刺海马：形状与海马相似，但较小，长约15厘米，通体具硬刺，刺长2~4毫米。

小海马：形状与海马相似，但体形较小。

**手摸**：骨质坚硬，难折断。

**鼻闻**：气微腥。

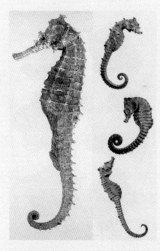

**口尝：** 味微咸。

【质量鉴别】以个大、色白、体全、头尾无碎者为佳。

【应用简介】

1. 海马酒：海马烘干，研成粉末，浸泡在高度白酒中一个月，每晚临睡前饮一小杯。

功效：温肾助阳，散结消肿。

2. 配以当归、黄芪、党参、淮山药、红枣、枸杞子等中药和鸡肉炖汤，当作家常滋补品食用。

3. 海马炖猪尾：海马一只，猪尾一条。洗净，加水炖熟，每日分数次服用。用于小儿缺钙导致的脚软无力。

4. 海马虾仁炖公鸡：海马15克，虾仁15克，子公鸡一只。洗净炖烂，用于肾阳亏虚之小便频数、遗精早泄等。

5. 海马童子鸡：童子鸡1只，海马10g，虾仁100g，料酒、盐、味精、葱、姜等各适量。童子鸡去毛及内脏，然后放入蒸钵内，虾仁放在鸡周围，加葱、姜、料酒、盐、味精等，上笼蒸熟，吃鸡肉、虾仁，喝汤。

功效：补精益气，温中壮阳。适用于气虚，阳虚，体质虚弱，乏力怕冷，早泄等。

【使用注意】阴虚有热者不宜用。

# 何首乌

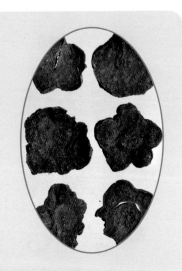

【别称】首乌、赤首乌。

【来源】本品为蓼科植物何首乌的干燥块根。

【性味归经】苦、甘、涩，微温。归肝、心、肾经。

【功能主治】

**1. 生何首乌** 解毒消痈截疟，润肠通便。用于疮痈瘰疬，风疹瘙痒，久疟体虚，肠燥便秘。

**2. 制何首乌** 补肝肾，益精血，乌须发，强筋骨，化浊降脂。用于血虚萎黄，眩晕耳鸣，须发早白，腰膝酸软，肢体麻木，崩漏带下，高脂血症。

【识别特征】

**眼看**

**1. 生何首乌** 呈团块状或不规则纺锤形，长6~15厘米，直径4~12厘米。表面红棕色或红褐色，皱缩不平，有浅沟，并有横长皮孔样凸起及细根痕。断面浅黄棕色或浅红棕色，显粉性，皮部有4~11个类圆形异型维管束环列，形成云锦状花纹，中央木部较大，有的呈木心。

2.**制何首乌** 呈不规则皱缩状块、片。表面黑褐色或棕褐色，凹凸不平。断面角质样，棕褐色或黑色。

**手摸**

1.**生何首乌** 体重，质坚实，不易折断。

2.**制何首乌** 质坚硬。

**鼻闻**：气微。

**口尝**

1.**生何首乌** 味微苦而甘涩。

2.**制何首乌** 味微甘而苦涩。

【质量鉴别】以体重、质坚实、断面有云锦花纹、粉性足者为佳。

【应用简介】

1.制何首乌30克研末，用布包好，纳入母鸡腹内，加调料炖煮，吃肉喝汤。

功效：补肝养血，滋肾益精。用于血虚、肝肾阴虚所引起的头昏眼花、失眠等。

2.何首乌有生、制之别。解毒、消痈、通便用生何首乌，滋补、降血脂用制何首乌。

3.适用于血虚萎黄，失眠健忘，精血亏虚，腰酸脚弱，头晕眼花，须发早白及肾虚无子，疟疾日久，气血虚弱，瘰疬痈疮，皮肤瘙痒，年老体弱之人，血虚肠燥便秘。

【使用注意】大便溏泄、湿痰较重者不宜用。

# 荷 叶

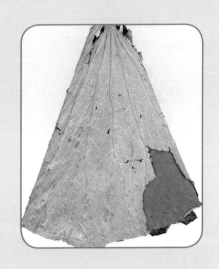

【别称】生荷叶、干荷叶。

【来源】本品为睡莲科植物莲的干燥叶。

【性味归经】苦，平。归肝、脾、胃经。

【功能主治】清热解暑，升发清阳，凉血止血。用于暑热烦渴，暑湿泄泻，脾虚泄泻，血热吐衄，便血崩漏。

【识别特征】

**眼看**：本品呈半圆形或折扇形，展开后呈类圆形，直径20~50厘米，全缘或稍呈波状。上表面深绿色或黄绿色，下表面淡灰棕色，有粗脉21~22条，自中心向四周射出。

**手摸**：上表面较粗糙，下表面较光滑，中心有凸起的叶柄残基。质脆易破碎。

**鼻闻**：稍有清香气。

**口尝**：味微苦。

【质量鉴别】以叶大、完整、色绿、无霉变者为佳。

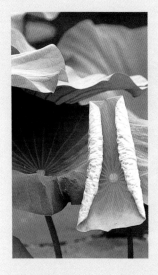

【应用简介】

1. 荷叶茶：荷叶适量，代茶饮。

功效：清热化痰，祛脂降浊，用于暑热证及高脂血症。

2. 荷叶粥：莲米、芡实、荷叶各取适量煮粥。

功效：健脾止带，适用于带下绵绵不断，面白或黄，四肢不温，纳少便溏，精神倦怠等。

3. 生活中常见的还有荷叶烧饭、荷叶鸡等菜品，食材既吸收了荷叶清香，也去除了油腻，可增加食欲。

①荷叶烧饭：取新鲜荷叶一张，煮水，然后放入粳米、白术做成饭即可。

②鸡肉香菇荷叶饭：粳米200克，鸡胸肉50克，香菇3朵，金针菇30克，莲子20颗，荷叶一张。盐、油适量。

大米淘净，鸡胸肉、香菇切丝，金针菇切段，莲子去壳，放盐拌匀。盛于荷叶中，包成四方包，上锅蒸熟后食用。

【使用注意】

1. 荷叶虽然性味平和，但偏凉，尤其是鲜荷叶。凡虚寒体质的人，四肢不温、脘腹发冷、腰酸腿软、大便溏薄等应当慎用。

2. 女性月经期间不能用荷叶，因为荷叶有收涩止血的作用。

3. 儿童服用宜适当减量。

# 黑芝麻

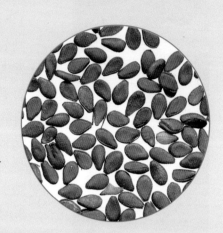

【别称】胡麻、油麻、
脂麻。
【来源】本品为胡麻科
植物脂麻的黑色种子。

【性味归经】甘，平。归肝、肾、大肠经。

【功能主治】补肝肾，益精血，润肠燥。用于精血亏虚，
头晕眼花，耳鸣耳聋，须发早白，病后脱发，肠燥便
秘。

【识别特征】

**眼看：**本品呈扁卵圆形，长2.5~4毫米，宽1.5~2毫
米，一端钝圆，另端尖，厚约1毫米，表面黑色，有网状
皱纹或不明显，扩大镜下可见细小疣状凸起，胚乳白色，
肉质，包于胚外成一薄层。胚直生，有两片大型白色的子
叶，油性。

**手摸：**边缘平滑或有两圈凸起的棱线，尖端有圆点状
棕色的种脐，种皮膜质。

**鼻闻：**气微。

**口尝**：味甘，有油香气。

【质量鉴别】找出一个断口的黑芝麻，看断口部分的颜色，如果断口部分是黑色的，就说明是染色的；如果断口部分是白色的，就说明是真的。

【应用简介】

1. 芝麻核桃粥：黑芝麻50克，核桃仁100克。一同捣碎，加适量大米和水煮成粥。

功效：补益肝肾，用于继发性脑萎缩。

2. 黑芝麻500克，炒香研末；甜杏仁100克，捣烂成泥；与白糖、蜂蜜各125克，共置瓷盆内，上锅隔水蒸两个小时，离火，冷却。每日两次，每次2~4匙，温开水配服。

功效：补肝益肾，润肺止咳，用于支气管哮喘。

3. 适宜肝肾不足所致的眩晕、眼花、视物不清、腰酸腿软、耳鸣耳聋、发枯发落、头发早白之人食用；适宜妇女产后乳汁缺乏者食用；适宜身体虚弱、贫血、高脂血症、高血压病、老年哮喘、肺结核，以及荨麻疹、习惯性便秘者食用。

【使用注意】患有慢性肠炎、便溏腹泻者忌食。

# 红景天

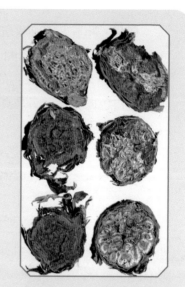

【别称】大花红景天。

【来源】本品为景天科植物大花红景天干燥根及根茎。

【性味归经】甘、苦，平。归肺、心经。

【功能主治】益气活血，通脉平喘。用于气虚血瘀，胸痹心痛，中风偏瘫，倦怠气喘。

【识别特征】

**眼看：**本品根茎呈圆柱形，粗短，略弯曲，少数有分支，长5~20厘米，直径2.9~4.5厘米。表面棕色或褐色，宿存部分老花茎，花茎基部被三角形或卵形质鳞片；节间不规则，断面粉红色至紫红色，有一环纹，质轻，疏松。主根呈圆柱形，粗短，长约20厘米，上部直径约1.5厘米，侧根长10~30厘米；断面橙红色或紫红色，有时具裂隙。

**手摸：**表面粗糙有褶皱，剥开外表皮有一层膜质黄色表皮，且具粉红色花纹。

**鼻闻：**气芳香。

**口尝**：味微苦涩，后甜。

【质量鉴别】以洁净、坚实、色鲜艳、香气浓郁者为佳。

【特别提示】伪品：圣地红景天为景天科植物圣地红景天的干燥根及根茎。本品皮部紧密，无黄绿色膜质表皮。正品剥开外表皮可见有一层黄绿色的膜质表皮，皮部疏松。

【应用简介】

1. 红景天茶：每天用10～15克红景天泡茶喝，用于易疲劳，眼干，脑力劳动多，神经衰弱，心脑血管病，也可起到抗衰老作用。

2. 红景天雪莲酒：雪莲一朵，红景天50克，泡酒。用于身体虚弱，气虚阳衰，体倦乏力，畏寒肢冷。

3. 红景天粥：红景天6克，粳米50克。先将红景天煎水去渣，再加米煮粥，粥成加适量的白糖调味。用于养生、抗老防衰，可作保健食物常服。

4. 鲜红景天适量，捣糊外敷。

功效：活血止血，解毒消肿。用于烫火伤、跌打损伤，瘀血作痛。

【使用注意】儿童、孕妇慎用。代茶饮时不宜饮其他茶。

# 花 椒

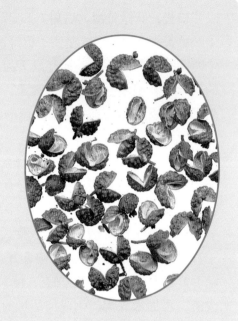

【别称】川椒。

【来源】本品为芸香科植物青椒或花椒的干燥成熟果皮。

【性味归经】辛，温。归脾、胃、肾经。

【功能主治】温中止痛，杀虫止痒。用于脘腹冷痛，呕吐泄泻，虫积腹痛，蛔虫症；外治湿疹瘙痒。

【识别特征】

**眼看**：略呈球状，裂开为两瓣。外表绿褐色、紫红色或棕红色，散有多数疣状凸起的油点；内表面淡黄色。

**手摸**：表面不平滑，揉搓易破碎。

**鼻闻**：有特异香气。

**口尝**：味麻辣而持久。

【质量鉴别】以粒大均匀、外皮色红艳油润者为佳。

【应用简介】

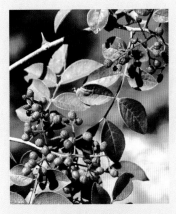

1. 花椒在生活中常用于烹饪肉类，以去除其腥气。

2. 治痛经：花椒10克，胡椒3克。两味共研细粉，用白酒调成糊状，敷于脐部，外用伤湿止痛膏封闭。每日一次。此法适宜寒凝气滞之痛经。

3. 治秃顶：花椒适量，浸泡在高度白酒中，一周后用干净的软布蘸此酒液搽抹头皮，每天数次。若再配以姜汁洗头，效果更好。

4. 治痔疮：花椒一把，装入小布袋中，扎口，用开水沏于盆中，先用热气熏洗患处，待水温降到不烫，再行坐浴。全过程约20分钟，每天早、晚各一次。

5. 花椒水具有去除寄生虫的作用，可适量服用。

6. 治膝盖痛：花椒50克压碎，鲜姜10片，葱白6棵切碎，三者同装在一个布包内，将药袋上放一热水袋，热敷30～40分钟，每日2次。

7. 花椒酒：将花椒、侧柏叶共捣碎，放入酒瓶内，倒入白酒（45度），密封浸泡，经常摇动，半个月后即可服用。

功效：辛温疏表，解热止痛。用于四时瘟疫预防，感冒发热、头痛。

8. 花椒粥：花椒5克，大米适量。花椒水煎，取汁，加大米煮成粥即可。空腹趁热服，适用于牙痛，早、晚各一次。

【使用注意】阴虚火旺者及孕妇忌服。

# 化橘红

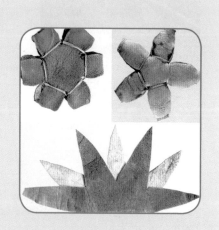

【别称】柚皮橘红。

【来源】本品为芸香科植物化州柚或柚的未成熟或近成熟的干燥外层果皮。前者习称"毛橘红"，后者习称"光七爪""光五爪"。

【性味归经】辛、苦，温。归肺、脾经。

【功能主治】散寒燥湿，利气消痰。用于风寒咳嗽，喉痒痰多，食积伤酒，呕恶痞闷。

【识别特征】

**眼看**

1. 化州柚　呈对折的七角或展平的五角星状，单片呈柳叶形。完整者展平后直径15~28厘米，厚0.2~0.5厘米。外表面黄绿色，密布茸毛，有皱纹及小油室；内表面黄白色或淡黄棕色，有脉络纹。质脆，易折断，断面不整齐，外缘有一列不整齐的下凹的油室。

2. 柚　外表面黄绿色或黄棕色，无毛。

**手摸**：内侧稍柔而有弹性。"毛橘红"表面有毛；"光七爪""光五爪"表面无毛。

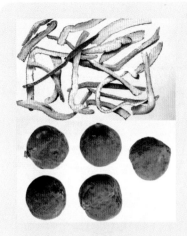

**鼻闻：**气芳香。

**口尝：**味苦，微辛。

【质量鉴别】以片薄均匀、毛密、气味浓者为佳。

【应用简介】

1. 化橘红可以药用，也可食用。

2. 化痰止咳、风寒咳嗽为橘红的首要功效，无论寒咳或干咳，服用橘红均可见效。咳嗽分为热咳和寒咳两种：热咳是由肺热造成的反复咳嗽，表现为喉咙干痒、干咳少痰或痰色黄质黏稠；寒咳多由受寒引起，表现为咽痒咳频、痰液稀薄如泡沫状。

3. 常服用化橘红能减轻酒精及废气对人体器官的损害。

4. 化橘红与黄芪、茯苓、黄精、鸡内金、青黛等配伍，用于小儿反复呼吸道感染。

5. 化橘红茶：化橘红3克，雪梨一个，冰糖40克，清水1000毫升。雪梨去皮，切成薄片，与其他材料一同放入锅中，大火煮开后，中小火煮10分钟即可。稍放凉后滤出，代茶饮。

功效：化痰止咳，用于风寒咳嗽、慢性咽炎等。

【使用注意】阴虚久咳及久咳气虚者不宜服用。

# 槐 花

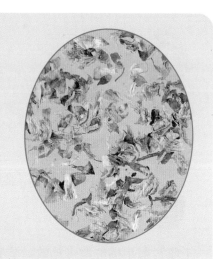

【来源】本品为豆科植物槐的干燥花及花蕾。前者习称"槐花"，后者习称"槐米"。

【性味归经】苦，微寒。归肝、大肠经。

【功能主治】凉血止血，清肝泻火。用于便血痔血，血痢崩漏，吐血衄血，肝热目赤，头痛眩晕。

【识别特征】

**眼看：**槐花皱缩而卷曲，花瓣多散落。完整者花萼钟状，黄绿色，先端五浅裂；花瓣五，黄色或黄白色，一片较大，近圆形，先端微凹，其余四片长圆形。雄蕊10，其中九个基部连合，花丝细长。雌蕊圆柱形，弯曲。

槐米呈卵形或椭圆形，长2~6毫米，直径约2毫米。花萼下部有数条纵纹。萼的上方为黄白色未开放的花瓣。花梗细小。

**手摸：**槐花体轻。槐米体轻，手捻即碎。

**鼻闻：**气微。

**口尝：**槐花味微苦。槐米味微苦涩。

【质量鉴别】槐花以干燥、微开放、整齐不碎、色浅黄、无梗叶杂质者为佳。

　　槐米以个大、紧缩、色黄绿者为佳。

【特别提示】5月飘香，味道甘甜的洋槐花不入药。这里讲的是6月才开的槐（国槐）花。

【应用简介】

　　1. 煎服，5~10g。外用适量。止血多炒炭用，清热泻火宜生用。用治新久痔血，常配伍黄连、地榆等；用治便血属血热甚者，常与山栀配伍。用于肝火上炎所导致的目赤、头胀头痛及眩晕等症，可用单味煎汤代茶饮，或配伍夏枯草、菊花等同用。

　　2. 槐花木耳猪肚汤：槐花20克，猪肚250克，木耳15个，油、盐适量。

　　猪肚用盐擦过，去除黏液，冲洗干净，切成小块。木耳浸软去蒂。槐花洗净后，用两杯水煮成一杯，滤渣留汁。用10杯清水，先把猪肚放入煲内，煮滚后加木耳和槐花汁，再煮到猪肚软熟，调味便成。

　　此汤可用于胃溃疡、痔出血、动脉硬化和脑出血的辅助治疗。

　　3. 槐花粥：槐花10克，大米100克，白糖适量。槐花择净，放入锅中，加清水适量，浸泡5~10分钟后，水煎取汁，加大米煮粥，待粥熟时加白糖，再煮一两沸即成。每日1剂，连续3~5天。

　　功效：凉血止血。用于血热妄行所致的各种出血。

【使用注意】脾胃虚寒及阴虚发热而无实火者慎用。

# 黄 精

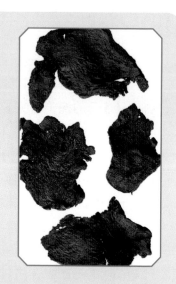

【别称】老虎姜、鸡头参。

【来源】本品为百合科植物滇黄精、黄精或多花黄精的干燥根茎。按形状不同，习称"大黄精""鸡头黄精""姜形黄精"。

【性味归经】甘，平。归脾、肺、肾经。

【功能主治】补气养阴，健脾润肺益肾。用于脾胃虚弱，体倦乏力，口干食少，肺虚燥咳，精血不足，内热消渴。

【识别特征】

**眼看：**大黄精呈肥厚肉质的结节块状，结节长可达10厘米以上，宽3~6厘米，厚2~3厘米。表面淡黄色至黄棕色，具环节，有皱纹及须根痕，结节上侧茎痕呈圆盘状，圆周凹入，中部凸出。断面角质，淡黄色至黄棕色。

鸡头黄精呈结节状弯柱形，长3~10厘米，直径0.5~1.5厘米。结节长2~4厘米，略呈圆锥形，常有分支；表面黄白色或灰黄色，半透明，有纵皱纹，茎痕圆形，直径5~8毫米。

姜形黄精呈长条结节块状，长短不等，常数个块状结节相连。表面灰黄色或黄褐色，粗糙，结节上侧有凸出的圆盘状茎痕，直径0.8~1.5厘米。

黄精饮片呈不规则的厚片，切面可见多数淡黄色筋脉小点。

酒黄精形如黄精。表面棕褐色至黑色，有光泽，中心棕色至浅褐色。味甜。

**手摸**：质硬而韧，不易折断。

**鼻闻**：气微。酒黄精微有酒气。

**口尝**：味甜，嚼之有黏性。

【质量鉴别】黄精药材均以块大、肥润、色黄、断面透明者为佳。味苦者不可药用。

【应用简介】

1. 黄精粥：黄精20g，粳米100g。黄精煎水取汁，入粳米煮至粥熟。加冰糖适量吃。用于阴虚肺燥，咳嗽咽干，脾胃虚弱。

2. 可单独或配伍枸杞子、何首乌等泡酒饮用，用于精血不足，阴气亏虚。

3. 黄精蒸鸡：黄精 30克，党参 30克，鸡一只。鸡宰杀后，去毛及内脏，洗净，剁成一寸见方的块，放入沸水锅烫3分钟捞出，洗净血沫，放入汽锅内，加葱、姜、食盐、川椒、味精，再加黄精、党参、山药，盖好盖，上锅蒸三小时即成。

功效：益气补虚。用于体倦无力、精神疲惫、体力下降者。

【使用注意】中寒泄泻、痰湿痞满气质者忌服。

# 黄 连

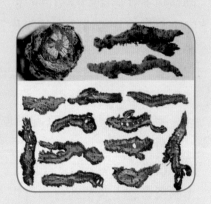

【别称】川连、鸡爪连。

【来源】本品为毛茛科植物黄连、三角叶黄连或云连的干燥根茎。以上三种分别习称味连、雅连、云连。

【性味归经】苦，寒。归心、脾、胃、肝、胆、大肠经。

【功能主治】清热燥湿，泻火解毒。用于湿热痞满，呕吐吞酸，泻痢，黄疸，高热神昏，心火亢盛，心烦不寐，心悸不宁，血热吐衄，目赤，牙痛，消渴，痈肿疔疮；外治湿疹湿疮，耳道流脓。

【识别特征】

**眼看**

1. 味连　多集聚成簇，常弯曲，形如鸡爪，单枝根茎长3~6厘米，直径0.3~0.8厘米。表面灰黄色或黄褐色，有不规则结节状隆起、须根及须根残基，有的节间表面平滑如茎秆，习称"过桥"。上部多残留褐色鳞叶，顶端常留有残余的茎或叶柄。质硬，断面不整齐，皮部橙红色或暗棕色，木部鲜黄色或橙黄色，呈放射状排列，髓部有的中空。

2. 雅连　多为单支，略呈圆柱形，微弯曲，长4~8厘米，直径0.5~1厘米。"过桥"较长。顶端有少许残茎。云

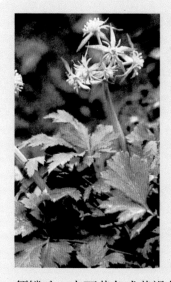

连弯曲呈钩状，多为单枝，较细小。本品呈不规则的薄片。外表皮灰黄色或黄褐色，粗糙，有细小的须根。切面或碎断面鲜黄色或红黄色，具放射状纹理。

**手摸**：表面粗糙。

**鼻闻**：气微。

**口尝**：味极苦。

【质量鉴别】以条大、根茎粗长、无过桥或过桥短细，去净毛须鳞叶、表面黄色或黄褐色、断面金黄色、味极苦者为佳。

【特别提示】酒黄连善清上焦火热，用于目赤，口疮。姜黄连清胃和胃止呕，用于寒热互结，湿热中阻，痞满呕吐。萸黄连疏肝和胃止呕，用于肝胃不和，呕吐吞酸。

【应用简介】

1. 黄连5克，阿胶15克，加鸡蛋黄一枚，可清热养阴。用于热邪入营，伤耗营阴心液，发热不已，心烦不得卧，舌红绛而干，脉细数。

2. 黄连、白头翁各5克，加粳米适量煮粥。

功效：清热解毒凉血。用于中毒性痢疾等。

【使用注意】

1. 阴虚烦热、胃虚呕恶、脾虚泄泻、五更泻慎服。

2. 舌苔厚腻者忌服。

# 黄 芪

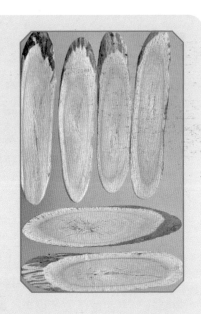

【别称】黄耆、绵黄芪。

【来源】本品为豆科植物蒙古黄芪或膜荚黄芪的干燥根。

【性味归经】味甘，性温。归肺、脾经。

【功能主治】补气固表，利尿托毒，排脓敛疮生肌。用于气虚乏力，食少便溏，中气下陷，久泻脱肛，便血崩漏，表虚自汗，气虚水肿，痈疽难敛，血虚萎黄，内热消渴，慢性肾炎蛋白尿，糖尿病。

【识别特征】

　　**眼看：**呈圆柱形，表面灰黄色或淡棕色，有时可见黄白色网状纤维束。断面纤维性并显粉性，皮部黄白色，中间木部淡黄色，显放射状纹理及裂隙。

　　**手摸：**质硬略韧，具粉性。

　　**鼻闻：**气微，略有豆腥气。

　　**口尝：**味微甜，有豆腥气。

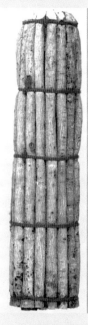

【质量鉴别】以条粗长、断面色黄白、味甜、有粉性者为佳。

【应用简介】

1. 黄芪当归汤：黄芪、当归适量，煎汤服用。用于血虚证及产后血虚发热头痛等。

2. 黄芪6克，单味煎汤服用，用于小便不通。

3. 黄芪枸杞炖乳鸽：黄芪30克，枸杞子30克，乳鸽一只，盐、味精、葱、姜调料各少许。

将乳鸽去羽毛及内脏，洗净；黄芪、枸杞子和洗好的乳鸽同放于小瓷碗内，加清水适量，盐、葱、姜末等佐料各少许，置蒸锅上隔水蒸熟，喝汤，吃鸽肉。每隔三日炖服食一次，三至五次可显疗效。

功效：补气生阳，滋补肝肾。对于中气虚弱、体倦乏力者有补益作用。

4. 黄芪红枣汤：生黄芪片30克，红枣30克。共煮，每日一剂，吃枣，喝汤。

用于气血不足，病后体虚，体弱多病。

【使用注意】表实邪盛，气滞湿阻，食积停滞，痈疽初起或溃后热毒尚盛等实证，以及阴虚阳亢者均禁服。

# 火麻仁

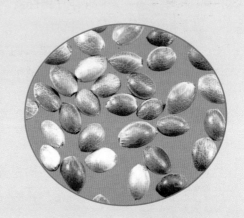

【别称】麻仁、大麻仁。

【来源】本品为桑科植物大麻的干燥成熟种子。

【性味归经】味甘，性平。归脾、胃、大肠经。

【功能主治】润肠通便。用于血虚津亏，肠燥便秘。

【识别特征】

眼看：本品呈卵圆形，长4~5.5毫米，直径2.5~4毫米。表面灰绿色或灰黄色，有微细的白色或棕色网纹，两边有棱，顶端略尖，基部有一圆形果梗痕。种皮绿色，子叶两片，乳白色，富油性。

饮片呈扁圆形，多破碎成两半或碎粒。种皮绿色，子叶两片，乳白色，富油性。

手摸：果皮薄而脆，易破碎。

鼻闻：气微。

口尝：味淡。

【质量鉴别】以颗粒饱满、种仁色乳白者为佳。

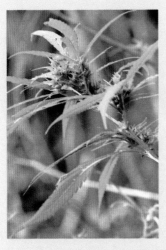

【应用简介】

1. 火麻仁粥：火麻仁15克，研碎；粳米适量。上料加水适量，共煮成粥服用。

本品甘平，质润多脂，能润肠通便，又兼有滋养补虚作用。适用于老人、产妇及体弱津血不足的肠燥便秘。

2. 火麻仁瘦肉汤：火麻仁30克，猪瘦肉400克，生姜三片，葱一至两根，加水适量，共炖汤。

功效：润肠通便，滋养补虚。

3. 小米薄麻粥：火麻仁50克，薄荷50克，荆芥穗50克，小米150克。先将火麻仁洗净，倒锅内炒至熟，去皮，研细。薄荷、荆芥穗分别洗净。砂锅放水煮薄荷叶和荆芥穗，去渣，取汁。小米淘洗净后，加入火麻仁末，倒入汁，兑水，一同煮成粥，即成。

功效：滋养肾气，润肠清热。

【使用注意】火麻仁大量食入可引起中毒，表现为恶心，呕吐，腹泻，四肢麻木，烦躁不安，精神错乱，昏迷，瞳孔散大等。

# 藿 香

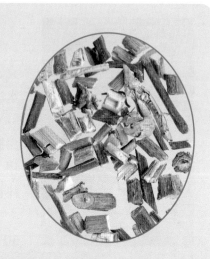

【别称】土藿香、排香草、大叶薄荷、兜娄婆香、猫尾巴香、山茴香、水麻叶。

【来源】唇形科植物广藿香的地上部分。

【性味归经】味辛，微温。归肺、脾、胃经。

【功能主治】祛暑解表，化湿和胃。用于夏令感冒，寒热头痛，胸脘痞闷，呕吐泄泻，妊娠呕吐，鼻渊，手足癣。

【识别特征】

**眼看**：茎方柱形，多分支，直径0.2~1厘米，四角有棱脊，四面平坦或凹入呈宽沟状；表面暗绿色，有纵皱纹，稀有毛茸；节明显，常有叶柄脱落的瘢痕，节间长3~10厘米；老茎坚硬、质脆，易折断，断面白色，髓部中空。叶对生；叶片深绿色，多皱缩或破碎，完整者展平后呈卵形，长2~8厘米，宽1~6厘米，先端尖或短渐尖，基部圆形或心形，边缘有钝锯齿，上表面深绿色，下表面浅绿色，两面微具毛茸。茎顶端有时有穗状轮伞花序，呈土棕色。

**手摸**：有纵皱纹，稀有毛茸。

**鼻闻**：气芳香。

**口尝**：味淡而微凉。

【质量鉴别】以茎枝色绿、叶多、香气浓者为佳。

【应用简介】

1. 可用于湿阻中焦、运化失调引起的脘腹痞满、大便溏泄等，常配苍术、厚朴、陈皮同用。

2. 为治疗呕逆的常用药，可与苍术、厚朴、陈皮、半夏等配伍。

3. 治疗感冒夹湿引起的胃口差、腹胀，常配苏叶、白芷等。

4. 藿香粥：藿香15克，粳米50克。共煮粥，适用于湿阻中焦、脘腹胀满、暑湿侵袭、呕吐等。

5. 藿香佩兰茶：红茶、藿香、佩兰各适量，同放杯中，加200毫升沸水冲泡，再加盖闷约5分钟。然后倒入杯中晾凉，放入冰块即可。

功效：对呕吐、腹泻、中暑具有调理作用。

6. 凉拌藿香：将藿香嫩叶洗净，沸水锅中焯一下，捞出，沥干水分放盘中，加入精盐、味精、麻油、酱油，拌匀即可食用。功效：化湿和胃。

7. 藿香姜枣饮：将藿香叶、姜片、红枣分别洗净，锅内放适量水，投入姜片、红枣煮20分钟，加入藿香叶继续煮10分钟，加白糖搅匀即成。

功效：健脾益胃，适用于脾胃虚弱、呕吐、胸脘痞闷、食欲不佳等症状。

【使用注意】阴虚火旺、邪实便秘者禁服。

# 鸡内金

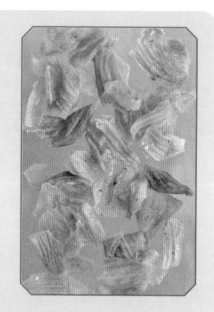

【别称】鸡肫皮、鸡胗皮。

【来源】本品为雉科动物家鸡的干燥沙囊内壁。

【性味归经】味甘，性平。归脾、胃、小肠、膀胱经。

【功能主治】健胃消食，涩精止遗，通淋化石。用于食积不消，呕吐泻痢，小儿疳积，遗尿遗精，石淋涩痛，胆胀胁痛。

【识别特征】

　　**眼看**：本品为不规则卷片，厚约2毫米。表面黄色、黄绿色或黄褐色，薄而半透明，具明显的条状皱纹。断面角质样，有光泽。

　　**手摸**：质脆，易碎。

　　**鼻闻**：气微腥。

　　**口尝**：味微苦。

【质量鉴别】以色黄、完整、少破碎者为佳。

【应用简介】

1. 鸡内金研末：用于病情较轻的食积证。

2. 鸡内金粥：鸡内金5克，大米50克。先将鸡内金择净，研为细末备用。取大米淘净，放入锅内，加清水适量煮粥，待沸后调入鸡内金粉，煮至粥成服食，每日1剂，连续3~5天。

功效：健胃消食，固精止遗。用于消化不良，食积不化，小儿疳积、遗尿、遗精及泌尿系结石等。

3. 砂仁鸡内金橘皮粥：鸡内金、陈皮各5克，砂仁3克，粳米60克，白糖适量。将鸡内金、砂仁、橘皮共研成细末，待粥将熟时加入，继续熬至粥熟烂离火，调入白糖即成。每日1剂，连服7~10日。

功效：消食导滞。用于小儿疳积，胃纳减少，恶心呕吐，消化不良，烦躁哭闹等。

4. 治疗小儿腹泻：炒车前子、炒鸡内金各30克，共研细末，装瓶备用，用时取药粉适量，加蛋清调和如膏状，贴于脐中，再用纱布和胶布固定。每日换药一次，5次为一个疗程。

5. 治疗扁平疣：鸡内金100克，白米醋300毫升，浸泡30个小时后，蘸取药液，涂搽患处，日3次。

# 金莲花

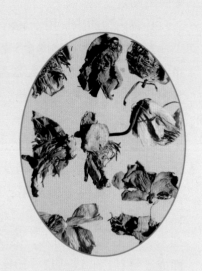

【别称】旱地莲、金芙蓉、旱金莲、金疙瘩。

【来源】本品为毛茛科植物金莲花的干燥花。

【性味归经】味苦，性寒。归肺、胃经。

【功能主治】清热解毒。用于上呼吸道感染、急性化脓性扁桃体炎、急性肠炎、泌尿系感染和疮疖脓肿等。

【识别特征】

　　眼看：花皱缩，展平后直径2~5.2厘米；萼片8~19片，金黄色，倒卵形或椭圆状卵形，外层先端疏生三角形齿；花瓣13~22，棕色，线形，约与萼片等长；雄蕊多数；子房20多个聚合，花柱芒尖状。

　　手摸：体轻。

　　鼻闻：气微香。

　　口尝：味苦。

【质量鉴别】以色金黄、朵大、无变质者为佳。

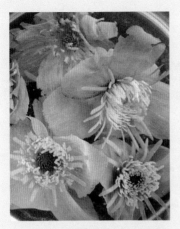

【应用简介】

1. 金莲花茶：干金莲花5克，放入杯中，用沸水冲泡，代茶饮用，每日1~2剂。

功效：清热解毒，用于上呼吸道感冒、扁桃体炎、咽炎。

2. 金莲花枸杞茶：金莲花、枸杞子、甘草、玉竹、冰糖适量，开水冲泡，长期饮用。可清咽润喉，提神醒脑，消食去腻，使人精神振作，嗓音清亮。

3. 金莲薄荷茶：金莲花2朵，薄荷3克，薰衣草半匙（一杯为量），沸水冲泡，代茶饮，可滋润喉咙，防止喉咙沙哑干涩。

4. 金莲花、菊花各9克，甘草3克，水煎服，用于急性结膜炎、急性鼓膜炎、急性淋巴管炎。

【使用注意】脾胃虚寒者慎服。

# 金银花

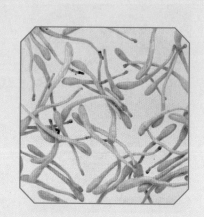

【别称】忍冬花、银花、二宝花。

【来源】本品为忍冬科植物忍冬的干燥花蕾。

【性味归经】味甘，性寒。归肺、胃经。

【功能主治】清热解毒，疏散风热，用于痈肿疔疮，喉痹丹毒，热毒血痢，风热感冒，温病发热。

【识别特征】

**眼看**：本品呈棒状，上粗下细，略弯曲，长2~3厘米，上部直径约3毫米，下部直径约1.5毫米。表面黄白色或绿白色（贮久色渐深），密被短柔毛。偶见叶状苞片。花萼绿色，先端五裂，裂片有毛，长约2毫米。开放者花冠筒状，先端两唇形；雄蕊五个，附于筒壁，黄色；雌蕊一个，子房无毛。

**手摸**：柔软，有毛。

**鼻闻**：气清香。

**口尝**：味淡、微苦。

【质量鉴别】以花蕾未开放、干燥、黄白色者为佳。

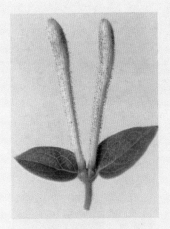

【应用简介】

1. 金银花茶：可单味泡茶，也可配伍菊花、金莲花等。用于暑热、泻痢、流感、疮疖肿毒、急慢性扁桃体炎、牙周炎等。与忍冬藤配伍，用于关节热、红、肿、痛的痛风患者。

2. 三花茶：金银花10克，菊花10克，茉莉花3克，沸水冲泡，代茶饮。

功效：清热解毒，用于头痛口渴、咽喉肿痛。

3. 金银花露：是儿童夏天防治痱子脓疮的佳品，取鲜品煎汤熏洗具有同样的作用。

4. 银花冬瓜皮饮：金银花、冬瓜皮各30克。水煎去渣，加入白糖30克，代茶饮。

功效：清热解毒，润肺止咳，利水消肿，用于老人气管炎咳嗽，小儿痱子，急性肾炎水肿。

5. 金银花莲子粥：将金银花10克煮水，去渣后，加入净莲子肉50克煮至熟烂，加入白糖适量，出锅即可。

功效：清热解毒，健脾止泻。用于热毒内扰大肠引起的暴泻、痢疾，伴有心烦、发热等。

【使用注意】脾胃虚寒及气虚疮疡脓清者忌服。

# 锦灯笼

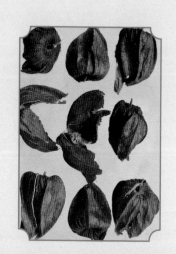

【别称】红姑娘。

【来源】本品为茄科植物酸浆的干燥宿萼或带果实的宿萼。

【性味归经】味苦，性寒。归肺经。

【功能主治】清热解毒，利咽化痰利尿。用于咽喉音哑，痰热咳嗽，小便不利；外治天疱疮、湿疹。

【识别特征】

　　眼看：本品呈灯笼状，多压扁，长3~4.5厘米，宽2.5~4厘米。表面橙红色或橙黄色，有五条明显的纵棱，棱间有网状细纹，或内含棕红色或橙红色果实，球形，多压扁，果皮皱缩，直径1~1.5厘米。

　　手摸：质柔韧，体轻。

　　鼻闻：气微。

　　口尝：宿萼味苦，果实味甘、微酸。

【质量鉴别】以大小均匀、色红、无果、味苦者为佳。

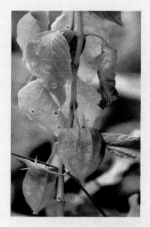

【应用简介】

1. 用于痰热咳嗽咽痛：取锦灯笼适量，开水冲泡频服。

2. 用于外伤炎症：取新鲜锦灯笼研碎敷于患处。

3. 用于慢性肾炎：锦灯笼果实5个，木瓜片4片，大枣10枚，车前草2棵，水煎服，日1剂，连服7天后改为隔日1剂。

4. 用锦灯笼叶贴疮上，可治痔疮。

【使用注意】孕妇忌服。

# 荆 芥

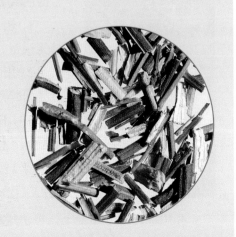

【别称】假苏。

【来源】本品为唇形科植物荆芥的干燥地上部分。

【性味归经】味辛，微温。归肺、肝经。

【功能主治】解表散风透疹。用于感冒头痛，麻疹风疹，疮疡初起。

【识别特征】

  **眼看**：本品茎呈方柱形，上部有分支，直径0.2~0.4厘米。表面淡黄绿色或淡紫红色，被短柔毛。断面类白色。叶多已脱落。

  **手摸**：体轻，质脆。

  **鼻闻**：气芳香。

  **口尝**：味微涩而辛凉。

【质量鉴别】以身干、色黄绿、茎细、无杂质者为佳。

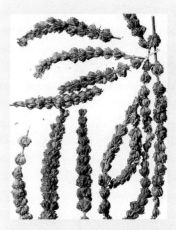

【应用简介】

1. 用于外感目痛、晕眩：荆芥30克，煎水熏洗眼部。

2. 用于疮疡初起：荆芥、金银花、土茯苓、大黄各15克，共研末，水调涂于患处。

3. 用于外感风热证：连翘30克，金银花30克，桔梗18克，薄荷18克，竹叶12克，甘草15克，荆芥穗12克，淡豆豉15克，牛蒡子18克，以芦根水煎服。

4. 荆芥炒炭后还可用于吐血、衄血、便血等多种出血证。

5. 鲜荆芥8克，或干荆芥5克，淡豆豉6克，薄荷3克，粳米70克，生姜10克。共煮粥。

用于风寒感冒、发热、头痛、咽痛、心烦等症的辅助治疗。

6. 鲜荆芥可做凉菜食用，切段加入适量醋、香油等调味即可。

【使用注意】表虚自汗、阴虚头痛者忌服。

# 桔 梗

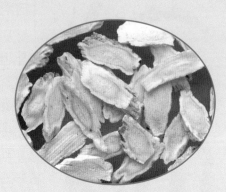

【别称】僧冠帽、铃铛花。

【来源】本品为桔梗科植物桔梗的干燥根。

【性味归经】味苦、辛，性平。入肺、胃经。

【功能主治】宣肺利咽，祛痰排脓。用于咳嗽痰多，胸闷不畅，咽痛音哑，肺痈吐脓，疮疡脓成不溃。

【识别特征】

眼看：本品呈圆柱形或略呈纺锤形，下部渐细，有的有分支，略扭曲，长7~20厘米，直径0.7~2厘米。表面白色或淡黄白色，不去外皮者表面黄棕色至灰棕色，具纵扭皱沟，并有横长的皮孔样斑痕及支根痕，上部有横纹。有的顶端有较短的根茎或不明显，其上有数个半月形茎痕。断面形成层环棕色，皮部类白色，有裂隙，木部淡黄白色。

手摸：质脆，断面不平坦。

鼻闻：气微。

口尝：味微甜后苦。

【质量鉴别】以根粗长均匀、色白、质坚实、白肉黄心、味苦者为佳。

【应用简介】

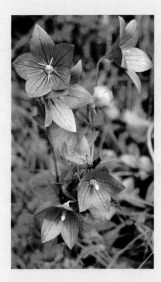

1. 桔梗甘草饮：桔梗、甘草各适量。煎汤，代茶饮。

用于咳嗽痰多、咽喉肿痛。

2. 桔梗菊花饮：桔梗、菊花、金银花、射干各适量。共煎汤，代茶饮。

用于热性咽痛、音哑失声。

3. 桔梗粥：桔梗10克，择净。粳米100克。桔梗放入锅中，加清水适量，浸泡5~10分钟，水煎，取汁。然后加大米煮粥，待熟食用。

用于肺热咳嗽、痰黄黏稠。

4. 桔梗蜂蜜茶：桔梗10克，蜂蜜、茶叶各适量。桔梗择净后，与蜂蜜、茶叶共放入沸水中，浸泡5～10分钟后饮用。每日一剂。用于慢性咽炎、咽痒不适、干咳等。

5. 桔梗冬瓜汤：冬瓜150克，杏仁10克，桔梗9克，甘草6克，食盐、大蒜、葱、酱油、味精各适量。冬瓜洗净，切块，放入锅中，加食油、食盐煸炒后，加适量清水，下杏仁、桔梗、甘草一并煎煮，至熟后，以食盐、大蒜等调料调味即成。

功效：疏风清热，宣肺止咳。用于风邪犯肺型急性支气管炎。

【使用注意】阴虚久咳、气逆和咯血者忌服。

# 菊 花

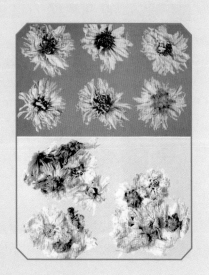

【别称】黄花、九花、女华、日精、节华、朱嬴、延寿客、延龄客、阳威、寿客、更生、金蕊、周盈、黄蕊、金秋菊。

【来源】本品为菊科植物菊的干燥头状花序。

【性味归经】味甘、苦，性微寒。归肺、肝经。

【功能主治】散风清热，平肝明目，清热解毒。用于风热感冒，头痛眩晕，目赤肿痛，眼目昏花，疮痈肿毒。

【识别特征】

　　**眼看**：呈不规则球形或扁球形。总苞由3~4层苞片组成。花托半球形。舌状花在外方，数层，雌性，类白色或淡黄白色。管状花多数，两性，位于中央，常为舌状花所隐藏，黄色，顶端五裂。

　　**手摸**：体轻，质柔润，干时松脆。

　　**鼻闻**：气清香。

　　**口尝**：味甘，微苦。

【质量鉴别】以朵大、完整、气香浓、色鲜艳者为佳。

【应用简介】

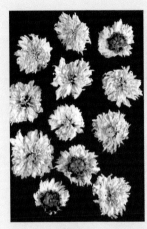

1. 菊花饮：杭菊20克，加水1500毫升，煎煮15分钟，饮服。对治口臭有效，特别是肝脏有疾的口臭有效。

2. 菊花决明茶：菊花10克，决明子20克，山楂片15克。水煎服。

功效：清肝明目，降压，降血脂，用于高血压、高脂血症、头痛眩晕、目赤易怒等症的辅助治疗。

3. 菊花粥：菊花15克，粳米50克。菊花放入锅中，加水300毫升，煎煮两遍，每次15分钟。然后将两次药液合并，加入粳米煮粥。每日早、晚服用。

此粥适用于头痛、眩晕、目赤、心胸烦闷等，尤适用于高血压、高脂血症患者。

4. 菊花山楂茶：菊花10克，茶叶10克，山楂15克。将三味一同放入杯中，用沸水冲泡，加盖焖浸五分钟即可饮用。

功效：清热化痰，平肝明目，健胃消食。适用于风热头痛、咳嗽有痰、羞明目赤等。

5. 菊花猪肝汤：鲜菊花60克，枸杞子15克，鲜猪肝300克，精盐、味精少许。菊花用纱布单包，加水1000毫升，武火烧沸15分钟，取出纱布袋，汤液备用。将猪肝洗净切片，放入热油锅内煸炒，倒入上述汤液，加枸杞武火煮沸，15分钟后改文火，熟时放精盐、味精调味。

功效：滋补肝肾，清热明目。

【使用注意】气虚胃寒者慎用。

# 决明子

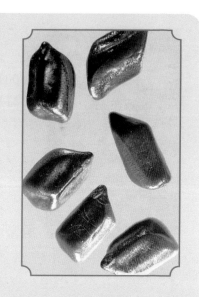

【别称】决明、草决明、马蹄决明。

【来源】本品为豆科植物决明或小决明的干燥成熟种子。

【性味归经】味甘、苦、咸，微寒。归肝、大肠经。

【功能主治】清热明目，润肠通便。用于目赤涩痛，羞明多泪，头痛眩晕，目暗不明，大便秘结。

【识别特征】

**眼看：** 两端平行倾斜，形似马蹄。表面绿棕色或暗棕色，平滑有光泽，背腹两侧各有一条凸起的线性凹纹。小决明子为短圆柱形，两端平行倾斜。

**手摸：** 质坚硬。

**鼻闻：** 气微。

**口尝：** 味微苦，有涩舌感。

【质量鉴别】以颗粒饱满均匀、形似马蹄、外表光滑具有光泽、黄褐色者为佳。

【应用简介】

1. 决明子绿茶：决明子5克，绿茶5克，开水冲泡，代茶饮。

功效：清热平肝，降脂降压，润肠通便，明目益睛。适用于高血压、高脂血症、大便秘结、视物模糊等。

2. 杞菊决明子茶：枸杞子10克，菊花3克，决明子20克。一同放入较大的有盖的杯中，用沸水冲泡，加盖，焖15分钟后即可饮用，一般可泡3～5次。

功效：清肝泻火，养阴明目，降压降脂。用于肝火阳亢型脑卒中后遗症，症见肢体麻木瘫痪，头晕目眩，头重脚轻，面部烘热，烦躁易怒，血压增高，舌质偏红，苔黄，脉弦。

3. 决明子蜂蜜饮：炒决明子10～15克，蜂蜜20～30克。将决明子捣碎（或者用决明子粉5克），加水300～400毫升，煎煮10分钟，冲入蜂蜜搅匀服用，早、晚分服，每日1剂。

功效：润肠通便，用于前列腺增生兼习惯性便秘。

4. 决明子粥：决明子研末，每次6克，放入粥中服下。

功效：补益明目。用于积年失明。

5. 决明烧茄子：决明子10克，茄子两个。先煮决明子取汁备用；茄子油炒，放入决明子汁及适当佐料，熟食之。

功效：清热通便，用于肠胃积热所致便秘。

【使用注意】决明子药性寒凉，有泄泻和降血压的作用，不适合脾胃虚寒、脾虚泄泻及低血压等患者服用，孕妇忌服。

# 苦杏仁

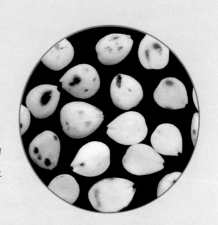

【别称】杏仁、杏仁核。

【来源】本品为蔷薇科植物山杏、西伯利亚杏、东北杏或杏的干燥成熟种子。

【性味归经】味苦，微温，有小毒。归肺、大肠经。

【功能主治】降气止咳平喘，润肠通便。用于咳嗽气喘，胸满痰多，肠燥便秘。

【识别特征】

**眼看：**苦杏仁的形状呈扁心形，通常长1~1.9厘米，宽0.8~1.5厘米，厚0.5~0.8厘米。一端尖，另端钝圆，肥厚，左右不对称，尖端一侧有短线形种脐，圆端合点处向上具多数深棕色的脉纹。表面颜色黄棕色至深棕色。种皮薄，子叶两片，乳白色。

**手摸：**摸之较硬，富油性，用力按压可碎。

**鼻闻：**气味微弱，基本没有特殊的气味，碾碎后具有香气。

**口尝：**味苦。

【质量鉴别】以颗粒饱满、完整、味苦者为佳。

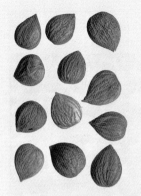

【特别提示】超市中出售的副食品杏仁为甜杏仁，系栽培品种杏的种子，与药用苦杏仁不同。甜杏仁形状比苦杏仁大，味不苦，有一定润肺止咳的功效。

【应用简介】

1. 杏仁粥：杏仁10克，粳米50克，冰糖适量。杏仁去皮，水煎后去渣留汁，然后放入粳米、冰糖加水煮粥。每日分两次温热食用。

功效：宣肺化痰，止咳平喘。适用于慢性支气管炎、肺气肿咳嗽痰多、气喘者。

2. 杏仁水鱼汤：水鱼（甲鱼）一只（约500克），杏仁10克。水鱼宰杀，洗净，斩块，与杏仁一同放入锅内，加清水适量。武火煮后，文火煮两小时，调味即可。随量饮汤，食肉。

功效：滋阴降火，化痰止咳。适用于肺结核症见午后潮热、咳嗽咯血、咽干口燥、腰酸耳鸣者。

3. 杏仁雪梨汤：杏仁10克，雪梨一个，冰糖适量。杏仁、雪梨共放入锅内，加水适量，炖一小时。然后以冰糖调味，食雪梨，饮汤。

功效：清热润肺，化痰平喘。适用于秋燥干咳或口干咽燥者，以及秋令燥结便秘者。

【使用注意】

① 苦杏仁有小毒，内服应遵医嘱。② 用量不宜过大。③ 婴儿慎用。

# 莱菔子

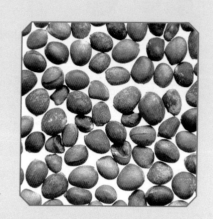

【别称】萝卜子。

【来源】本品为十字花科植物萝卜的干燥成熟种子。

【性味归经】味辛、甘，性平。归肺、脾、胃经。

【功能主治】消食除胀，降气化痰。用于饮食停滞，脘腹胀痛，大便秘结，积滞泻痢，痰壅喘咳。

【识别特征】

　　眼看：本品呈类卵圆形或椭圆形，稍扁。长2.5~4毫米，宽2~3毫米。表面黄棕色、红棕色或灰棕色。一端有深棕色圆形种脐，一侧有数条纵沟。

　　手摸：质地较为坚硬，种皮薄而脆，破碎后子叶分两片，黄白色，有油性。

　　鼻闻：闻之有萝卜清香气。

　　口尝：味淡，微苦辛。

【质量鉴别】以身干、粒大饱满、不泛油、无泥杂者为佳。

【应用简介】

1. 莱菔子的炮制是生升熟降的典型例子，生品能升能散，长于涌吐风痰；炒后变升为降，缓和药性，避免生品服后恶心的副作用，长于消食除胀，降气化痰。

2. 莱菔子粥：莱菔子（萝卜子）10～15克，大米30～50克。先将莱菔子炒至香熟，然后研成细末；大米淘洗后，如常法煎粥，待粥将成时，调入炒莱菔子末5～7克，稍煮即可。趁热吃粥约一碗，每日两次，连用两天。

功效：行气消积。适用于小儿伤食、腹胀，也可用于小儿急慢性气管炎、咳嗽痰多。亦可用于老年慢性气管炎、肺气肿。

3. 莱菔子煎：莱菔子15克，水煎服，一日一剂，早、晚分服。用于食积不化，中焦气滞，脘腹胀满。

4. 莱菔子制膏：莱菔子、白芥子、地肤子各10克，研细，放入煮沸的食醋中，调成膏状，贴于两足涌泉穴，用于小儿口疮。

【使用注意】本品耗气，气虚及无食积、痰滞者慎用。

# 莲 子

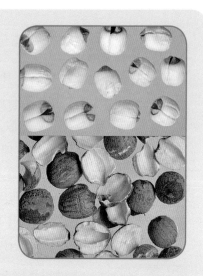

【别称】莲肉、莲实、莲米。

【来源】本品为睡莲科植物莲的除去胚（莲子心）的种子。

【性味归经】味甘、涩，性平。归脾、肾、心经。

【功能主治】补脾止泻止带，益肾涩精，养心安神。用于脾虚泄泻，带下遗精，心悸失眠。

【识别特征】

　　眼看：本品略呈椭圆形或类球形，长1.2~1.8厘米，直径0.8~1.4厘米。红莲子表面浅黄棕色至红棕色，有细纵纹和较宽的脉纹。白莲子为去除外皮者，表面黄白色，一端中心呈乳头状凸起，深棕色，多有裂口，其周边略下陷。子叶两枚，黄白色，肥厚，中有空隙，偶具绿色莲子心。

　　手摸：质地坚硬，外皮细腻，较为润滑。

　　鼻闻：气微。

　　口尝：味甘、微涩。

【质量鉴别】以个大、圆润饱满、质硬者为佳。

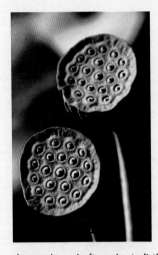

【应用简介】

1. 莲肉糕：莲子肉、糯米（或大米）各200克，炒香；茯苓100克（去皮）。共研为细末，白糖适量，一同拌匀，加水使之成泥状，蒸熟，待冷后压平切块即成。

功效：补脾益胃。用于脾胃虚弱，饮食不化，大便稀溏等。

2. 益胃散：莲子肉、芡实、扁豆、薏苡仁、山药、白术、茯苓各120克，人参15克（或党参60克）。共炒研末。临用时可加适量白糖。每次15～30克，以温开水调服。功效：滋养补益，健运脾胃。用于脾虚少食，腹泻，小儿疳积消瘦；肺结核病人肺脾两虚，咳嗽少气等。

3. 莲子红枣汤：莲藕两大截，去皮洗净，切块沥干；红枣4两，莲子2两。将藕块和红枣、莲子加冰糖适量水煮一个半小时，至食材软透。

功效：补血润肺，是长期疲劳过度、精神消耗的药补食品。

4. 莲子百合麦冬汤：莲子15克（带心），百合30克，麦门冬12克。加水煎服。

功效：清心宁神。用于病后余热未尽，心阴不足，心烦口干，心悸不眠等。

【使用注意】莲子涩性较强，便秘者不宜用。

# 莲子心

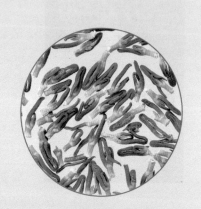

【别称】苦薏、莲薏。

【来源】本品为睡莲科植物莲的成熟种子中的干燥幼叶及胚根。

【性味归经】味苦，性寒。归心、肾经。

【功能主治】清心安神，交通心肾，涩精止血。用于热入心包，神昏谵语，心肾不交，失眠遗精，血热吐血。

【识别特征】

　　**眼看：**略呈圆柱形，长1~1.4厘米，直径约0.2厘米。幼叶绿色，一长一短，卷成箭形，先端向下反折，两幼叶间可见细小胚芽。胚根圆柱形，长约3毫米，黄白色。

　　**手摸：**质脆，易折断，断面有数个小孔。

　　**鼻闻：**气微。

　　**口尝：**味苦。

【质量鉴别】以个大、色青绿、未经煮者为佳。

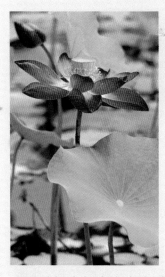

【应用简介】

1. 本品虽味苦，却是一味良药，中老年人特别是脑力劳动者经常食用，可以健脑，增强记忆力，提高工作效率，并能预防老年痴呆。

2. 莲子心茶：莲子心12克，每天代茶饮，可以降脂清热，安神强心。

3. 莲子心汤：莲子心3克，黄花菜15克，冰糖15克。莲子心置砂锅中加水煮半小时，加入黄花菜（泡发）煮5分钟，最后放入冰糖。每日一次，连服3～7日。

功效：清心热，镇惊除烦，用于小儿夜啼。

4. 百合莲心汁：百合15克，温水泡软，与莲心3克加水煮烂，加入冰糖10克，分两次饮完，每日一剂，连服五剂。对小儿惊风有效。

【使用注意】阴虚、便溏者慎用。

# 灵芝

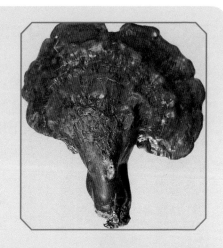

【别称】灵芝草、神芝。

【来源】本品为多孔菌科真菌赤芝或紫芝的干燥子实体。

【性味归经】味甘，性平。归心、肺、肝、肾经。

【功能主治】补气安神，止咳平喘。用于心神不宁，失眠心悸，肺虚喘咳，虚劳短气，不思饮食。

【识别特征】

**眼看：**

1. 赤芝　外形呈伞状，菌盖肾形、半圆形或近圆形，直径10~18厘米，厚1~2厘米。皮壳坚硬，黄褐色至红褐色，有光泽，具环状棱纹和辐射状皱纹，边缘薄而平截，常稍内卷。菌肉白色至淡棕色。菌柄圆柱形，侧生，长7~15厘米，直径1~3.5厘米，红褐色至紫褐色，光亮。孢子细小，黄褐色。

2. 紫芝　皮壳紫黑色，有漆样光泽。菌肉锈褐色。菌柄长17~23厘米。

**手摸：**野灵芝表面残留有少许孢子粉，人工栽培灵芝表面光滑。

**鼻闻**：气微香。

**口尝**：味苦涩。

【质量鉴别】以无虫蛀、霉变者为佳。

【应用简介】

1. 新鲜的灵芝可以直接食用，但保存期很短。市场上散装的灵芝使用前最好清洗后食用。置干燥处，防霉防蛀。

2. 灵芝应用广泛，可泡茶、浸酒、制成糖浆等服用。

3. 参芝枣茶：人参、灵芝各3克薄片，与红枣20克（用刀划破），置沸水中泡饮。

功效：益气，养心，安神。适用于体虚、气血不足、精神不振、健忘失眠等症。

4. 灵芝甲鱼：将甲鱼宰杀去头，下沸水锅焯至表皮发白起皱，捞出刮去表皮，去掉爪、尾、内脏等，洗净后切块，放入碗内。灵芝切成小块。将灵芝、料酒、精盐、葱、姜、鸡汤、味精放入盛甲鱼块的碗内，上火蒸2～3小时，出笼即成。

功效：滋阴补肺止咳，用于脾肺虚弱、体虚、咳嗽、心悸、失眠、神经衰弱等症。

【使用注意】对灵芝过敏的人，及手术前、后一周内，或大出血的病人不建议使用。

# 罗汉果

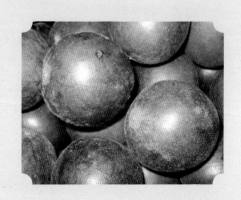

【别称】拉汗果、罗晃子、茶山子、红毛果。

【来源】本品为葫芦科植物罗汉果的果实。

【性味归经】性凉，味甘。归肺、大肠经。

【功能主治】清热润肺，止咳利咽，滑肠通便。用于肺火燥咳，咽痛失音，肠燥便秘。

【识别特征】

**眼看**：本品呈卵形、椭圆形或球形，长4.5~8.5厘米，直径3.5~6厘米。表面褐色、黄褐色或绿褐色，有深色斑块及黄色柔毛，有的有6~11条纵纹。顶端有花柱残痕，基部有果梗痕。体轻，质脆，果皮薄，易破。果瓤（中、内果皮）海绵状，浅棕色。种子扁圆形，多数，长约1.5厘米，宽约1.2厘米；浅红色至棕红色，两面中间微凹陷，四周有放射状沟纹，边缘有槽。

**手摸**：有毛茸。

**鼻闻**：气微。

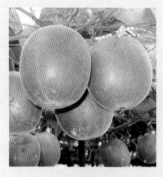

**口尝**：味甜。

【质量鉴别】以个大形圆，色泽黄褐，摇之不响，壳不破、不焦，味甜而不苦者为佳。

【应用简介】

1. 罗汉果代茶饮：罗汉果15～30克，开水泡，代茶饮。可用于急、慢性支气管炎，扁桃体炎，咽喉炎，便秘。

2. 罗汉果红枣茶：罗汉果2枚，莲藕一节，干红枣7粒，冰糖45克，清水600毫升。莲藕洗干净，削去外皮，切成一厘米厚的圆片，干红枣在温水中浸泡15分钟至发起，冲洗干净。将清水和冰糖放入锅中，大火烧开后放入罗汉果和红枣，改小火慢慢熬煮约20分钟。然后将莲藕片放入，再用小火慢慢煮15分钟即可。

功效：消炎清热，利咽润喉。还可降血脂，辅助治疗高脂血症、肥胖等。

3. 罗汉果煎汤：罗汉果10克，枇杷叶15克，南沙参15克，桔梗15克，水煎服。可用于肺热阴虚、痰咳不爽及肺结核患者。

【使用注意】罗汉果性凉，风寒感冒、咳嗽患者不宜食用。外感及肺寒咳嗽者慎服。

# 马齿苋

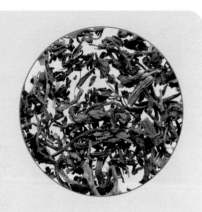

【别称】长命草。

【来源】本品为马齿苋科植物马齿苋的干燥地上部分。

【性味归经】味酸，性寒。归肝、大肠经。

【功能主治】清热解毒，凉血止痢通淋。用于热毒血痢，疮痈肿毒，崩漏便血，热淋血淋，湿疹丹毒，蛇虫咬伤。

【识别特征】

**眼看**：马齿苋为一年生草本植物，新鲜的马齿苋茎为圆柱形，长可达30厘米，直径0.1~0.2厘米，肉质，茂密，表面为粉红色至绿色。叶片为倒卵形，肉质，对生或互生，长1~2.5厘米，宽0.5~1.5厘米，先端平或微缺，全缘。花小，3~5朵生于枝端，花瓣五片，黄色。干燥后的马齿苋皱缩卷曲，常结成团，茎表面黄褐色，有明显纵沟纹。

**手摸**：新鲜的马齿苋叶片摸之柔软，肉质多汁；干燥的马齿苋手摸之易碎。

**鼻闻**：气微。

**口尝**：味微酸。

【质量鉴别】以株小、质嫩、整齐少碎、叶多、青绿色、无杂质者为佳。

【应用简介】

1. 本品单方煎服，可用于热毒血痢。

2. 本品煎汤外洗，可用于湿疹、疮毒及蛇虫咬伤，鲜品效果更佳。

3. 糖醋马齿苋：马齿苋200~250克，食醋30克，白糖适量。

将马齿苋洗净后，煎取浓汁250克，去渣，加入食醋、白糖适量，调匀后即可饮用。此为一日量，一次或分作两次空腹温热饮用，连服三天为一个疗程。

功效：驱虫。适用于小儿钩虫病。

4. 马齿苋苡仁粥：马齿苋50克，薏苡仁50克，粳米50克。

将马齿苋、薏苡仁分别洗净，放在锅中加适量清水煎煮15分钟，然后放入粳米，共煎煮成粥。

功效：清热解毒，凉血止痢，补脾和胃，利湿止泄，适用于湿热型痢疾。

5. 马齿苋猪肝汤：马齿苋45克，金针菜30克，熟猪肝50克，鸡蛋一枚。将马齿苋洗净，切碎；金针菜水发后切成段；猪肝洗净，切成薄片；将马齿苋、金针菜放入锅中，加水煮15分钟后，再加入猪肝稍炖，打入鸡蛋，待沸后调入精盐、味精即成。

功效：益肝明目，宽中下气。用于肝血不足，脾气壅滞，夜盲，身体疲乏等。

【使用注意】马齿苋为寒凉之品，脾胃虚弱、大便泄泻及孕妇忌食。

# 麦 芽

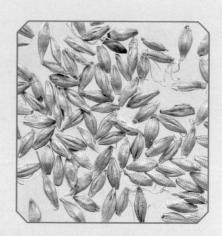

【别称】麦蘖、大麦毛。

【来源】本品为禾本科植物大麦的成熟果实经发芽干燥而得。

【性味归经】味甘，性平。归脾、胃经。

【功能主治】行气消食，健脾和胃，退乳消胀。用于脾虚食少，乳汁郁积。

【识别特征】

**眼看**：本品呈梭形，长8~12毫米，直径2.5~4毫米，表面淡黄色，背面为外稃包围，具五脉。腹面为内稃包围。除去内、外稃后，腹面有一条纵沟；基部胚根处生出幼芽及须根，幼芽长披针状条形，长约0.5厘米。须根数条，纤细而弯曲。断面白色，粉性。

**手摸**：质硬，表面摸之有棱。

**鼻闻**：气微。

**口尝**：味微甘。

【质量鉴别】以质坚充实、色淡黄、有胚芽无霉虫、无杂质者为佳。

【特别提示】麦芽有生品，还有炒麦芽、焦麦芽。功效各有不同。

【应用简介】

1. 生麦芽健脾和胃通乳，用于脾虚食少，乳汁郁积。

2. 炒麦芽行气消食回乳，用于食积不消，妇女断乳。回乳炒用60克。

3. 焦麦芽消食化滞，用于食积不消，脘腹胀痛。尤适用于米、面、薯、芋等食积不化者。

4. 麦芽健脾茶：炒麦芽90克，党参30克，白术15克，冰糖适量。

先将麦芽洗净，放入锅中，加水，用大火煮沸后，改用文火煮五分钟，然后加入党参、白术片，煮沸20分钟，加适量冰糖。待凉后过滤取汁，装瓶备饮。每次30~50毫升，每日两次。

功效：益气健脾，除湿助运，消食和胃。主要用于消化不良。

5. 麦芽消食茶：麦芽适量，开水冲泡，代茶饮。

功效：消食化滞。

6. 麦芽鸡汤：光嫩母鸡一只，炒麦芽60克，熟猪油15克，鲜汤2000克，细盐10克，味精3克，胡椒粉1克，葱5克，姜5克。将鸡洗净，切成3厘米见方的块，炒麦芽用纱布包好。锅内加猪油烧热，投葱、姜、鸡块煸炒几下，加清汤、麦芽、细盐，用小火炖1~2小时，加味精、胡椒粉，取出麦芽包即成。

功效：消食回乳。

# 麦 冬

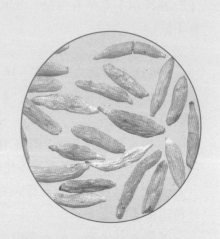

【别称】寸冬、麦门冬。

【来源】本品为百合科植物麦冬的干燥块根。夏季采挖，洗净，反复曝晒、堆置，至七八成干，除去须根，干燥。

【性味归经】味甘、微苦，性微寒。归心、肺、胃经。

【功能主治】养阴生津，润肺清心。用于肺燥干咳，阴虚劳嗽，喉痹咽痛，津伤口渴，内热消渴，心烦失眠，肠燥便秘。

【识别特征】

眼看：本品呈纺锤形，两端略尖，长1.5~3厘米，直径0.3~0.6厘米。表面黄白色或淡黄色，有细纵纹。断面黄白色，半透明，中柱细小。

手摸：质柔韧。

鼻闻：气微香。

口尝：味甘，微苦。

【质量鉴别】以个大、色白、质滋润、不泛油、嚼之发黏、木心明显者为佳。

【应用简介】

1.麦冬可与多种药材配伍泡茶，功效甚广。

（1）麦冬菊花茶：麦冬10克，菊花10克，金银花10克。将所有材料洗净，放入杯中，以沸水冲泡，5分钟后即可饮用。

功效：清热解渴，用于咽喉疼痛，缓解发炎症状。

（2）麦冬元参茶：麦冬、元参各适量，以沸水冲泡，代茶饮。

功效：生津止渴，养阴润肺。用于肺燥干咳，津伤口渴，心烦失眠，内热消渴，肠燥便秘。

（3）麦冬五味子洋参茶：麦冬、五味子、西洋参各适量，以沸水冲泡，代茶饮。

功效：麦冬清心除烦，养阴润肺，益胃生津；五味子敛肺滋肾，生津敛汗；西洋参静心安神，消除疲劳。

注意脾胃虚寒、风寒咳嗽时不能服用麦冬，热性喘咳或咳嗽初起不能使用五味子，中阳衰微、胃有寒湿者不宜使用西洋参。

（4）麦冬乌梅茶：麦冬15～30克，乌梅30克，以沸水冲泡，代茶饮。

功效：养阴润燥，生津止渴，滋阴润燥。

2.麦冬百合瘦肉汤：麦冬15克，天冬15克，百合15克，鲜竹叶15克，瘦肉适量。将上料洗净，与瘦肉一起煲汤，肉熟后食用。用于百日咳。

【使用注意】虚寒泄泻、湿浊中阻、风寒或寒痰咳喘者禁用。

# 玫瑰花

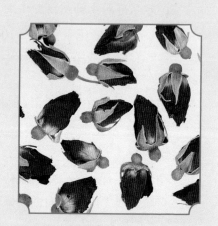

【别称】刺玫花，蔷薇。

【来源】本品为蔷薇科植物玫瑰的干燥花蕾。春末夏初花将开放时分批采收，及时低温干燥。

【性味归经】味甘、微苦，性温。归肝、脾经。

【功能主治】行气解郁，和血止痛。用于肝胃气痛，食少呕恶，月经不调，跌仆伤痛。

【识别特征】

**眼看**：本品略呈半球形或不规则团状，直径1~2.5厘米。花托半球形，与花萼基部合生；萼片五，披针形，黄绿色或棕绿色，被有细柔毛；花瓣多皱缩，展平后宽卵形，呈覆瓦状排列，紫红色，有的黄棕色；雄蕊多数，黄褐色。

**手摸**：体轻，质脆。

**鼻闻**：气芳香浓郁。

**口尝**：味微苦涩。

【质量鉴别】以香气浓郁者为佳。

【应用简介】

1. 玫瑰美容茶：取4~5朵玫瑰花放入杯中，热水冲饮，花浮于水面，汤色清淡，香气高雅，是美容、保健的理想饮品。对雀斑有明显的消除作用，还可养颜、消炎、润喉。

2. 玫瑰蜜：玫瑰花用开水冲泡，汤液加蜂蜜搅拌调制，含漱治口舌赤烂、鹅口疮。

3. 玫瑰膏：玫瑰花200克，水煎煮，取浓汁，白冰糖500克收膏，如专调经，可用红糖收膏，瓷瓶密收，切勿泄气。早、晚用开水冲服，用于肝郁吐血、月经不调。

4. 玫瑰豆腐：鲜玫瑰花1朵，豆腐2块，鸡蛋1枚。玫瑰花择洗干净，切成丝，放在盘内；豆腐切成小块；鸡蛋打入碗内，加上湿淀粉、面粉，搅成鸡蛋糊；豆腐块蘸上干淀粉，再挂上蛋糊，下油锅炸至金黄色，捞出，沥去油；炒勺内放少许清水，加白糖搅炒，使其溶化起大泡，放入炸好的豆腐块翻炒几下，放入鲜玫瑰丝，见糖发白时盛入盘内即成。

功效：益气和胃，和血散瘀。用于肝胃气痛、腹胀、乳痛、肿痛等。

5. 玫瑰香蕉：鲜玫瑰花1朵，香蕉600克，鸡蛋1枚。香蕉去皮，切滚刀块；玫瑰花洗净，切丝；鸡蛋打入碗内，加面粉、湿淀粉拌匀调糊。锅烧热，倒入花生油烧至五成热时，将香蕉块蘸一层面糊，逐块炸成金黄色时捞出；锅内留底油少许，放白糖，待糖炒至黄色时下入炸好的香蕉，翻炒几下，使糖全部裹在香蕉上，翻炒几下，盛入抹好油的平盘内，撒上玫瑰花丝即可。

功效：益脾胃。用于肝胃气痛、烦渴、痔血、肿痛等。

# 玫瑰茄

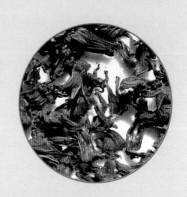

【别称】洛神花、洛神葵、山茄。

【来源】本品为锦葵科植物玫瑰茄的干燥花萼。

【性味归经】味甘、微苦，性温。归肝、脾经。

【功能主治】行气解郁，和血止痛。用于肝胃气痛，食少呕恶，月经不调，跌仆伤痛。

【识别特征】

**眼看**：呈圆锥状或不规则形，长2.5~4厘米，直径约2厘米，花萼紫红色至紫黑色，五裂，裂片披针形，下部可见与花萼愈合的小苞片，约十裂，披针形，基部具有去除果实后留下的空洞。花冠黄棕色，外表面有线状条纹，内表面基部黄褐色，偶见稀疏的粗毛。体轻，质脆。气微清香，味酸。

**手摸**：体轻，质脆。

**鼻闻**：气芳香浓郁。

**口尝**：味微苦涩。

【质量鉴别】以色紫红、质柔韧、完整无破碎、酸香气浓郁者为佳。

【应用简介】

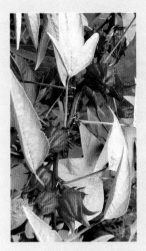

1. 玫瑰茄茶：玫瑰茄3～5克，温开水冲泡，加入适量的冰糖或蜂蜜，代茶饮。可用于高脂血症。

2. 玫瑰茄金莲花茶：玫瑰茄、金莲花、木蝴蝶各1克，用开水冲沏，加入冰糖调味，待玫瑰茄泡开即可，代茶饮。此茶能清肺热，利咽喉，对支气管炎、咳嗽、咽喉肿痛、扁桃体炎有很好的效果。

3. 玫瑰茄冰菊茶：玫瑰茄1克，菊花3朵，枸杞子5粒，胖大海1个，开水冲泡5～10分钟，加入冰糖适量，调味即得。

功效：清咽利喉润燥。

4. 玫瑰茄山楂蜜：玫瑰茄与山楂干各若干，用水煮沸3分钟，晾凉后调入蜂蜜即得。长期饮用可健胃消食。

【使用注意】玫瑰茄中含有大量的有机酸，所以胃酸过多的人，尽量不要饮用。

# 木 瓜

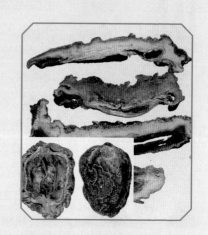

【别称】贴梗海棠。

【来源】本品为蔷薇科植物贴梗海棠的干燥近成熟果实。

【性味归经】味酸，性温。归肝、脾经。

【功能主治】平肝舒筋，和胃化湿。用于湿痹拘挛，腰膝关节酸重疼痛，吐泻转筋，脚气水肿。

【识别特征】

眼看：木瓜为长圆形，多纵剖成两半，长4~9厘米，宽2~5厘米，厚1~2.5厘米。外表面紫红色或红棕色，有不规则的深皱纹；剖面边缘向内卷曲，果肉红棕色，中心部分凹陷，棕黄色；种子扁长三角形，多脱落。饮片为月牙形，外表面不规则。

手摸：质坚硬。

鼻闻：气微清香。

口尝：味酸。

【质量鉴别】以外皮皱缩、质坚实、味酸者为佳。

【应用简介】

1. 木瓜配乳香、没药、生地，如木瓜煎，可用于筋急项强，不可转侧。

2. 木瓜与吴茱萸、槟榔等配伍，如鸡鸣散，可用于脚气肿痛，冲心烦闷。

3. 以木瓜配薏苡仁、黄连、吴茱萸等同用，可用于吐利过多而致的腹痛挛急。

4. 木瓜鱼尾汤：鲩鱼尾600克，木瓜750克，生姜三片，盐一茶匙，油一汤匙。木瓜去核，去皮，切块。起油锅，放入姜片，煎香鲩鱼尾。将木瓜放入煲内，用八碗水煲滚，再舀两碗滚水倒入锅中，与已煎香的鱼尾同煮片刻，再将鱼尾连汤倒回煲内，用文火煮一小时，下盐调味即可。

功效：补脾益气，通乳健胃。适用于妇女产后体虚力弱。

5. 木瓜粥：木瓜1个，粳米100克，白糖适量。将木瓜洗净去皮，切成小方块，与淘洗干净的粳米加水煮粥，出锅前加白糖适量搅匀即可。

功效：健脾胃，祛湿痹。用于脾胃虚弱的泄泻痢疾、脚气水肿等症。

# 木蝴蝶

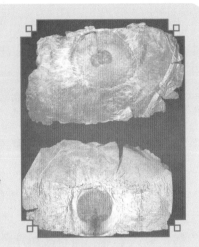

【别称】云故纸、千张纸。

【来源】本品为紫葳科植物木蝴蝶的干燥成熟种子。

【性味归经】味苦、甘，性凉。归肺、肝、胃经。

【功能主治】清肺利咽，疏肝和胃。用于肺热咳嗽，喉痹音哑，肝胃气痛。

【识别特征】

**眼看**：为蝶形薄片，除基部外，三面延长呈宽大菲薄的翅，长5~8厘米，宽3.5~4.5厘米。表面浅黄白色，翅半透明，有绢丝样光泽，上有放射状纹理，边缘多破裂。剥去种皮，可见一层薄膜状的胚乳紧裹于子叶之外。子叶两片，蝶形，黄绿色或浅黄色，长径1~1.5厘米。

**手摸**：体轻。

**鼻闻**：气微。

**口尝**：味微苦。

【质量鉴别】以张大、色白、有光泽、翼柔软如绸者为佳。

【应用简介】

1. 木蝴蝶茶：木蝴蝶10克，薄荷3克，玄参10克，麦冬10克，蜂蜜20克。前四味加水适量，文火煮15分钟，去渣取汁，兑入蜂蜜，继续加热至沸。稍温频服。

功效：清热利咽，养阴生津，用于肺肾阴虚之咽炎。

2. 止咳糖浆：木蝴蝶3克，安南子3克，桔梗5克，甘草3克，桑白皮10克，款冬花10克。水煎煮，取药液加冰糖适量溶化，制成糖浆，一日数次饮服。用于急性气管炎、百日咳等。

3. 木蝴蝶与金银花、麦冬、胖大海、生甘草各3～5克，开水冲泡顿服，用于慢性咽炎。

4. 木蝴蝶酒：木蝴蝶二三十张，焙干研细，好酒调服。用于肝气痛。

# 女贞子

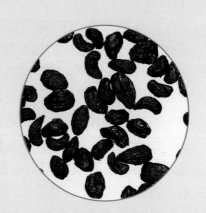

【别称】冬青子。

【来源】本品为木犀科植物女贞的干燥成熟果实。多酒炙后应用。

【性味归经】味甘、苦，性凉。归肝、肾经。

【功能主治】滋补肝肾，明目乌发。用于眩晕耳鸣，腰膝酸软，须发早白，目暗不明。

【识别特征】

**眼看：**女贞子呈卵形、椭圆形或肾形，长6~8.5毫米，直径3.5~5.5毫米。表面黑紫色或灰黑色，皱缩不平，基部有果梗痕或具宿萼及短梗。体轻。外果皮薄；中果皮较松软，易剥离；内果皮木质，黄棕色，具纵棱，破开后种子通常为一粒，肾形，紫黑色。

**手摸：**皱缩不平，体轻质硬。

**鼻闻：**气无。

**口尝：**味甘，微苦涩。

【质量鉴别】以粒大、饱满、色黑紫者为佳。

【应用简介】

1.女贞子可以药用，也可作为绿化树种栽培，美化环境。

2.桑椹二至膏：桑椹、女贞子、旱莲草各等份。加水煎取浓汁，加入约等量的炼蜜，煮沸收膏。每次食1～2小勺。用于肝肾不足，腰膝酸软，须发早白。

3.二子菊花饮：女贞子、枸杞子各15克，菊花10克，煎水饮。用于肝肾阴虚，眼目干涩，视物昏花，或视力减退。

4.女贞决明子汤：女贞子15克，黑芝麻、桑椹子、草决明各10克。水煎，早、晚空腹温服，日服1剂。具滋补肝肾、清养头目、润肠通便功效。适用于肝肾阴虚所致的头晕眼花、高脂血症、便秘及动脉硬化者。

5.女贞鲤鱼块：先将女贞子15克煎汤后，取出药汁约30毫升。鲜鲤鱼300克，山楂片25克，鸡蛋1个，调料适量。鲤鱼斜刀切成瓦片块，加黄酒、女贞子药液、盐腌15～20分钟后，放入用鸡蛋与淀粉搅匀的蛋糊中浸透，再蘸上干淀粉，入爆过姜片的温油中氽熟捞起。山楂片加少量水溶化，加白醋、辣酱油、白糖；淀粉制成芡汁，倒入有余油的锅中煮沸，倾入炸好的鱼块，用中火急炒，待汁水紧裹鱼块，撒上葱花。

功效：开胃消食，利水止泻。用于冠心病、高脂血症及食欲不振者。

# 胖大海

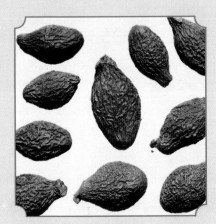

【别称】大海、大海子、大洞果、大发、通大海。

【来源】本品为梧桐科植物胖大海的干燥成熟种子。4~6月采摘成熟果实，取出种子，晒干。

【性味归经】味甘，性寒。归肺、大肠经。

【功能主治】清热润肺，利咽解毒，润肠通便。用于肺热音哑，干咳无痰，咽喉干痛，热结便秘，头痛目赤。

【识别特征】

**眼看：** 呈椭圆形或纺锤形，长2~3厘米，直径1~1.5厘米。先端钝圆，基部略尖而歪。具浅色圆形种脐，表面棕色或暗棕色，微有光泽，具不规则细皱纹。外层种皮极薄。质脆，易脱落。中层种皮较厚，黑褐色，质松易碎，遇水膨胀呈海绵状。内层种皮可与中层种皮剥离，稍革质，内有两片肥厚胚乳，广卵形；子叶两片，紧贴于胚乳内侧，与胚乳等大。

**手摸：** 遇水膨胀的胖大海摸之柔软，呈海绵状。

**鼻闻：**气微。

**口尝：**味淡，嚼之有黏性。种仁味极麻辣。

【质量鉴别】无破皮、砸开无霉变、水浸膨胀力强者为佳。

【应用简介】

1. 胖大海茶：胖大海3枚，开水冲泡，代茶饮。

功效：生津止渴，利咽开音，用于声音嘶哑，咽部干燥、红肿疼痛等症。

2. 胖大海润肺茶：胖大海2粒，银耳、麦门冬、薄荷各2克，冰糖适量，水600毫升。先将胖大海和银耳泡水，待膨胀后备用，胖大海除去破皮。将膨胀的胖大海、银耳和其他茶放入杯中，冲入热开水。焖泡10分钟后，即可饮用。

功效：生津润肺，滋补强身。

3. 胖大海蒸蜂蜜：胖大海2个，蜂蜜25克。将胖大海用清水快速冲洗干净，以免胖大海在水中膨胀。放入蒸碗内，加入蜂蜜适量、开水150毫升，置锅内蒸25分钟即成。

功效：清肺利咽，清肠通便。用于肺气闭郁、痰热咳嗽、咽喉肿痛、便秘等。

# 蒲公英

【别称】黄花地丁、婆婆丁。

【来源】本品为菊科植物蒲公英、碱地蒲公英或同属数种植物的干燥全草。春至秋季花初开时采挖，除去杂质，洗净，晒干。

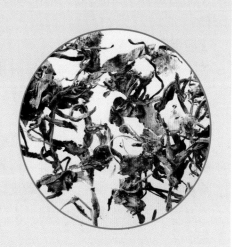

【性味归经】味苦、甘，性寒。归肝、胃经。

【功能主治】清热解毒，消肿散结，利尿通淋。用于疗疮肿毒，乳痈瘰疬，目赤咽痛，肺痈肠痈，湿热黄疸，热淋涩痛。

【识别特征】

**眼看**：本品呈皱缩卷曲。根呈圆锥形，多弯曲，长3~7厘米；表面棕褐色，抽皱；根头部有棕褐色或黄白色的茸毛，有的已脱落。叶基生，多皱缩破碎，完整叶片呈倒披针形，绿褐色或暗灰色，先端尖或钝，边缘浅裂或羽状分裂，基部渐狭，下延呈柄状，下表面主脉明显。花茎一至

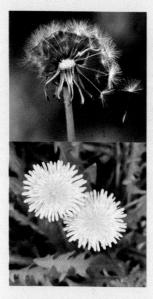

数条，每条顶生头状花序，总苞片多层，内面一层较长，花冠黄褐色或淡黄白色。有的可见多数具白色冠毛的长椭圆形瘦果。

**手摸：** 质轻。

**鼻闻：** 气微。

**口尝：** 味微苦。

【质量鉴别】以叶多、色灰绿、根完整、无杂质者为佳。

【应用简介】

1. 蒲公英其性清凉，治一切疮痈热毒，特别善治乳痈。用鲜蒲公英捣汁温服，或干蒲公英煎服均可。也可与其他药配伍使用。

2. 蒲公英60克，桔梗10克，白糖少许，一起煎汤，用于痈毒。

3. 蒲公英60克，玉米须60克，加水煎浓汁服，或代茶饮，用于热淋、小便短赤。

4. 蒲公英50克，茵陈50克，大枣10枚，白糖50克。共煎汤服，用于急性黄疸型肝炎的辅助治疗。

5. 蒲公英30克，粳米100克，煮成粥，可清热解毒，消肿散结。

6. 鲜蒲公英还可用来凉拌和做馅，是佐餐的佳品。

# 芡 实

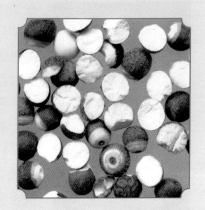

【别称】鸡头米、水鸡头、鸡头苞、鸡嘴莲、刺莲蓬实。

【来源】本品为睡莲科植物芡的干燥成熟种仁。秋末冬初采收成熟果实，除去果皮，取出种子，洗净，再除去硬壳（外种皮），晒干。

【性味归经】味甘、涩，性平。归脾、肾经。

【功能主治】益肾固精，补脾止泻，祛湿止带。用于梦遗滑精，遗尿尿频，脾虚久泻，白浊，带下。

【识别特征】

眼看：本品呈类球形，多为破粒，完整者直径5~8毫米。表面有棕红色内种皮，一端黄白色，约占全体1/3，有凹点状的种脐痕，除去内种皮显白色。断面白色，粉性。

手摸：质较硬。

鼻闻：气微。

口尝：味淡。

【质量鉴别】以外观色泽白亮、形状圆整、断面白色、粉性足者为佳。

【应用简介】

1. 芡实糊：芡实粉30克，加白糖适量调匀，加水煮成糊状服用。每天三次，连服10天。用于脾胃虚弱引起的经常性腹泻。

2. 芡实山药粥：芡实60克，山药60克，粳米适量。芡实洗净；山药洗净，去皮；与粳米一起煮粥服用。用于脾虚气弱或脾肾两虚的泄泻、五更泻。

3. 芡实薏仁小米粥：芡实6克，薏仁米6克，白扁豆6克，莲肉6克，山药6克，红枣6克，桂圆6克，百合6克，小米150克。先将各药煎煮45分钟，再加入小米继续煮烂成粥。分顿调糖食用，连吃数日。

功效：健脾益胃，补气益肾，养血安神。适用于失眠及体虚乏力、虚肿泄泻、口渴、咳嗽少痰等。对寒湿所致的带下量多、清稀如水、腰膝酸软、全身乏力、精神萎靡，伴饮食不香、手足不温者颇有良效。

4. 芡实牛鞭汤：芡实30克，牛鞭一具。芡实洗净，加水，放入牛鞭。文火炖至牛鞭烂熟，加少许盐，分两次服。入睡前空腹食用一次。

功效：益肾固精。用于早泄伴勃起无力。

5. 芡实有较强的收涩作用，故便秘、尿赤及妇女产后不宜服用。

# 青 果

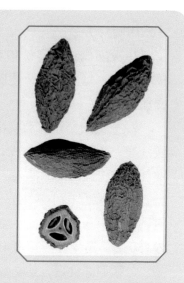

【别称】橄榄。

【来源】本品为橄榄科植物橄榄的干燥成熟果实。

【性味归经】味甘、酸，性平。归肺、胃经。

【功能主治】清热利咽，生津解毒。用于咽喉肿痛，咳嗽烦渴，鱼蟹中毒。

【识别特征】

眼看：本品呈纺锤形，两端钝尖，长2.5~4厘米，直径1~1.5厘米。表面棕黄色或黑褐色，有不规则皱纹。果肉灰棕色或棕褐色，质硬。果核棱形，暗红棕色，具纵棱；内分三室，各有种子一粒。无臭，果肉味涩，久嚼微甜。

手摸：表面有皱纹，质硬。

鼻闻：气微。

口尝：味涩，久嚼微甜。

【质量鉴别】以个大、均匀、坚实、果肉厚、味涩后甜者为佳。

【应用简介】

1. 用于咽喉炎：生青果（去核）1～2枚，鲜苇茎30克，水煎服。或干青果四枚，芦根30克，水煎，代茶饮。

2. 生津润喉：鲜青果1～2枚含于口中。

3. 用于咽喉肿痛，口干舌燥，肺燥咳嗽

（1）青果20克，金银花20克，黄芩20克，北豆根20克，麦冬20克，玄参20克，白芍20克，桔梗20克。水煎服，一日两次。

（2）鲜青果5公斤，胖大海120克，锦灯笼60克，山豆根30克，天花粉120克，麦冬120克，诃子肉120克。水煎三次，用文火熬煎浓缩至膏状。每30克膏汁兑蜜30克。每服9～15克，一日两次，温开水调化送服。

4. 用于声音嘶哑，咽喉干痒：青果10克，余甘子10克，蒲公英10克，甘草5克，薄荷10克。水煎服，一日一剂。

5. 解酒：青果煮汁饮。

# 人 参

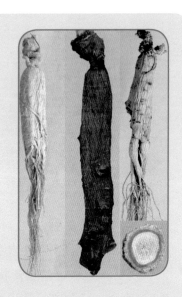

【别称】神草、地精、天狗、王精、孩儿参、人衔、黄参。

【来源】本品为五加科植物人参的干燥根及根茎。

【性味归经】味甘、微苦，性平。归脾、肺、心经。

【功能主治】大补元气，复脉固脱，补脾益肺，生津安神。用于体虚欲脱，肢冷脉微，脾虚食少，肺虚喘咳，津伤口渴，内热消渴，久病虚羸，惊悸失眠，阳痿宫冷，心力衰竭，心源性休克。

【识别特征】

　　人参的主根呈圆柱形或纺锤形，顶部的根茎部位称为"芦头"；上有凹陷的茎痕，习称"芦碗"；须根上有细小的凸起，称为"珍珠点"或"珍珠疙瘩"。人参可分为两大类：一类是野生品，名"野山参"；一类是栽培品，名"园参"。园参又可分为生晒参、红参两个主要商品类型。

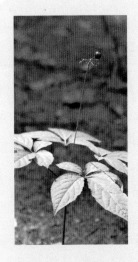

## 野山参

**眼看**：芦头较长，芦碗密集，上部生有不定根一至若干条，有的形似枣核，两端较细中间较粗；参体与根茎等长，多呈人形，横体，较短；主根上的横纹细密而且清楚，颜色较深；皮细而韧呈黄白色；须根清晰不乱，上有众多细小凸起，称为"珍珠疙瘩"；主根及支根的断面黄白色，有一棕褐色环状形成层，形成层周围有棕色的小点（树脂道），有"菊花心"。

**手摸**：质地坚实。

**鼻闻**：气微。

**口尝**：味道先甜后苦。

## 生晒参

**眼看**：芦头短，芦碗少；参体呈圆柱形，顺体，较长；主根上的横纹稀疏，且不连续；须多而乱。

**手摸**：质地坚实，须根质地脆而易断。

**鼻闻**：气微。

**口尝**：味道先甜后苦。

## 红参

**眼看**：主根圆柱形，下部具两至多条支根；全体棕红色，有的外表具有棕黄色的栓皮，角质状，对光观察半透明；横断面棕红色角质状，可见颜色较深的形成层环纹。红参片呈较薄的圆片或斜圆片形。

**手摸：**质地坚实。

**鼻闻：**气微香。

**口尝：**味道先甜后苦，口含之有韧性。

【质量鉴别】野山参以芦头较长；主根横体，呈人形，上部具有细密的横环纹；须根较少，清晰不乱，具有明显的"珍珠疙瘩"者为佳。

生晒参以主根粗壮饱满、外皮光洁、香味较浓者为佳。

红参以芦头长、主根长、支根长、颜色红棕色、对光观察半透明、气微浓香者为佳。

【应用简介】

1. 气阴虚、自汗盗汗、潮热汗出者：人参6克，麦冬6克，五味子6克。水煎服或冲泡，代茶饮。

2. 糖尿病属气阴两虚型：人参6克，熟地黄18克，枸杞子12克，泽泻12克，天门冬9克，山茱萸9克。水煎服。

3. 阳痿：人参6克，枸杞子9克，肉苁蓉9克。水煎服或冲泡，代茶饮。

4. 心肺功能不全：人参6克，熟地黄12克，胡桃仁12克，熟附片6克，蛤蚧一对，五味子10克。水煎服，或浸泡低度白酒，每日少量饮用。

5. 人参粥：人参3克，粳米100克，冰糖适量。将粳米淘净后，与人参粉（或片）一同放入砂锅内，加水适量置武火上烧开，移文火上熬至熟，将冰糖放入锅中，加水适量，熬汁；再将汁徐徐加入熟粥中，搅拌均匀即成。宜秋冬季早、晚空腹食用。

功效：益元气，补五脏。适用于老年体弱、五脏虚衰、劳伤亏损、食欲不振、心慌气短、失眠健忘、性功能减退等一切气血津液不足的病症。

6. 人参黄芪粥：人参3克，炙黄芪15克，大米100克，白糖适量。将人参、黄芪水煎2次，合并煎液，投入大米大火烧开，小火煮至粥熟，加白糖调味食用。具有补气强身、延年益寿的作用。

7. 人参鸡粥：人参5克，山药10克，粳米200克，净鸡1只，鸡肝150克，精盐、葱花、胡椒粉适量。将鸡下锅煮熟后捞出，鸡肉撕成丝，鸡肝用沸水烫后切片。人参切片，山药洗净。将人参和粳米一起放入鸡汤锅内煮熟，待米煮熟5分钟后，加入山药、鸡肝、鸡肉丝，煮沸后改为小火煮20分钟后，加入精盐、葱花、胡椒粉适量，调味即成。

功效：滋补益气，润肤延年。适用于虚劳羸瘦，胃呆食少，泄泻，病后体虚，年老体虚等。

【使用注意】凡阴虚火旺、身体强壮的中年人、老年人及炎热的夏季不宜服用。吃人参期间，不可吃萝卜和饮茶。

# 肉 桂

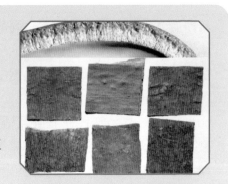

【别称】甜油桂。

【来源】本品为樟科植物肉桂的干燥树皮。

【性味归经】味辛、甘，性大热。归肾、脾、心、肝经。

【功能主治】补火助阳，引火归原，散寒止痛，活血通经。用于阳痿宫冷，腰膝冷痛，肾虚作喘，阳虚眩晕，目赤咽痛，心腹冷痛，虚寒吐泻，寒疝奔豚，经闭痛经。

【识别特征】

**眼看：**外表面灰棕色，有不规则细皱纹及横向凸起的皮孔，有时可见灰白色斑（为附着于皮上的地衣植物）；内表面红棕色，较平滑，有细纵纹。断面不平坦，外侧呈棕色而较粗糙，内侧红棕色而油润，中间有一条黄棕色的线纹。

**手摸：**质硬而脆，易折断，用指甲划刻可见油痕。

**鼻闻：**有浓烈特殊香气。

**口尝：**味微甜，辛辣。

【质量鉴别】以体重、外皮细、肉厚、断面色紫、油性大、香气浓厚、味甜辣、嚼之渣少者为佳。

【应用简介】

1. 肉桂在生活中常做调味料使用，用以烹调肉类食品。

2. 肉桂贴膏：肉桂45克，锉为粉末，去粗皮，用酒150毫升，调肉桂末，慢火煎成膏。去火良久，用匙摊在一片帛上，贴在腮上，频频热熨。患左贴右，患右贴左。用于中风所致的口面㖞斜，复正后除去。

3. 桂香炖麻雀：肉桂3克，小茴香6克，胡椒6克，砂仁5克，麻雀6只。将麻雀去毛、去内脏洗净，肉桂、茴香、胡椒、砂仁分别研末，一起放入麻雀腹内，再放入大碗中，上锅蒸三小时，调味后分2~3次吃完。

功效：温肾散寒，行气止痛。适用于小儿疝气疼痛。

4. 痛经茶：香附、延胡索各10克，肉桂3克。将药物研成碎末，放在水杯中，倒以沸水，代茶饮。一天两次，坚持四五天。

功效：暖经顺气，缓解疼痛。用于感受风寒或血亏引起的月经前后小腹疼痛。

【使用注意】阴虚火旺、内有实热、血热妄行及孕妇均禁服。不宜与赤石脂同用。

# 桑 椹

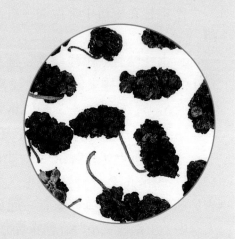

【别称】桑子、桑果、桑枣。

【来源】本品为桑科植物桑的干燥果穗。

【性味归经】味甘、酸，性寒。归心、肝、肾经。

【功能主治】补血滋阴，生津润燥。用于眩晕耳鸣，心悸失眠，须发早白，津伤口渴，内热消渴，血虚便秘。

【识别特征】

**眼看**：本品为聚花果，由多数小瘦果集合而成，呈长圆形，长1~2厘米，直径0.5~0.8厘米。黄棕色、棕红色至暗紫色，有短果序梗。小瘦果卵圆形，稍扁，长约2毫米，宽约1毫米，外具肉质花被片四枚。

**手摸**：质油润，富有糖性。

**鼻闻**：气微香。

**口尝**：味微酸而甜。

【质量鉴别】以个大、肉厚、紫红色、糖性大者为佳。

【应用简介】

1. 桑椹膏：桑椹适量，水煎三次，分次过滤去渣。滤液合并，文火煎熬，浓缩至膏状，以不渗纸为度。每30克膏汁兑炼蜜30克成膏。每服9～15克，一日两次。用于肾虚肝旺，目暗耳鸣，津液枯燥，少年鬓白。

2. 桑椹煎：鲜桑椹30～60克，水适量，煎服。一日两次，用于习惯性便秘。

3. 桑椹酒：桑椹100克，白酒1000克。用于肾阴不足、虚热内扰而引起的目眩、耳鸣、口渴、小便不利等。

4. 桑椹枸杞大枣饮：枸杞子12克，干姜9克，莲子12克，大枣3枚，桑椹10克。水煎服，一日一次。用于盗汗、自汗、面色无华。

5. 桑椹芝麻糕：桑椹30克，黑芝麻60克，麻仁10克，糯米粉700克，白糖30克，粳米粉300克。桑椹、麻仁洗净，放入锅内，加水适量，武火烧沸后转文火煮20分钟，去渣留汁。黑芝麻放锅内，文火炒香。糯米粉、粳米粉、白糖入盆，加药汁、清水适量，揉成面团，做成糕。每块糕上撒上黑芝麻，上笼蒸15～20分钟。一日一次，早餐食用。

功效：健脾胃，补肝肾，滋阴补血。用于肝肾亏损、老年人体虚、肠燥、大便干结、脾胃虚弱、贫血、神经衰弱、头晕目眩、耳鸣、肢体麻木等症。

【使用注意】桑椹性寒，脾胃虚寒、大便稀溏者不宜多食。

# 桑 叶

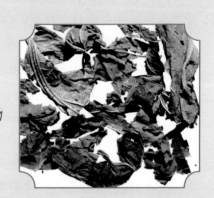

【别称】霜桑叶、冬桑叶。

【来源】本品为桑科植物桑的干燥叶。

【性味归经】味甘、苦，性寒。归肺、肝经。

【功能主治】疏散风热，清肺润燥，清肝明目。用于风热感冒，肺热燥咳，头晕头痛，目赤昏花。

【识别特征】

　　眼看：完整者有柄，叶片上面黄绿色或浅黄棕色，有的有小疣状凸起；下表面色较浅，叶脉凸起，小脉网状，脉上被疏毛，脉基具簇毛。

　　手摸：多皱缩、破碎，质脆。

　　鼻闻：气微。

　　口尝：味淡、微苦涩。

【质量鉴别】以叶大而肥、色黄绿、叶脉凸出者为佳。

【应用简介】

1. 桑杏连菊汤：杏仁10克，连翘12克，薄荷4克，桑叶10克，菊花5克，桔梗10克，甘草8克，苇根10克。水煎，一日一次，分两次服。用于风热感冒。

2. 桑菊枸杞汤：桑叶15克，菊花15克，枸杞子15克，决明子10克。共水煎，一日一次，分两次服。用于头目眩晕。

3. 用于阴虚盗汗：桑叶20克，熟地15克，山茱萸15克，人参10克，白术15克，地骨皮10克，沙参15克，北五味子5克。水煎，一日一次，分两次服。

4. 桑叶药粥：桑叶9克，菊花6克，甜杏仁9克，粳米60克。

前三味同煮，煎水去渣，然后加粳米煮粥后食用。每日一剂，连服数剂。用于慢性鼻炎。

5. 桑叶汤：霜桑叶100克，红糖适量。

霜桑叶放入锅中，加水一碗，用火熬至半碗倒入碗中，加适量红糖。一天分两三次喝完。用于更年期盗汗。

6. 桑叶煲猪排骨：鲜桑叶250克，黄豆100克，猪瘦肉300克，生姜3片。黄豆浸泡2小时左右，猪瘦肉切块。先将黄豆、猪瘦肉和姜入锅，加水2500毫升，武火滚沸后，改文火煲一个半小时，下鲜桑叶稍滚至刚熟便可。

功效：疏风解热，固表益气。用于防治流感。

# 砂 仁

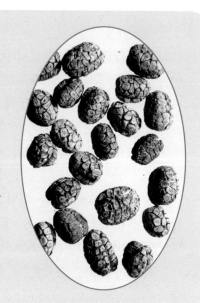

【别名】阳春砂、缩砂。

【来源】本品为姜科植物阳春砂、绿壳砂或海南砂的干燥成熟果实。

【性味归经】味辛，性温。归脾、胃、肾经。

【功能主治】化湿开胃，温脾止泻，理气安胎。用于湿浊中阻，脘痞不饥，脾胃虚寒，呕吐泄泻，妊娠恶阻，胎动不安。

【识别特征】

**眼看**：呈椭圆形或卵圆形，有不明显的三棱，长1.5~2厘米，直径1~1.5厘米。表面棕褐色，密生刺状凸起，顶端有花被残基，基部常有果梗。果皮薄而软。种子结集成团，具三钝棱，中有白色隔膜，将种子团分成三瓣，每瓣有种子5~26粒。种子为不规则多面体，直径2~3毫米；表面棕红色或暗褐色，有细皱纹，外被淡棕色膜质假种皮；质硬，胚乳灰白色。

**手摸：**密生刺状凸起，体轻质硬。

**鼻闻：**气芳香而浓烈。

**口尝：**味辛凉、微苦。

【质量鉴别】以个大、棕褐色、种仁饱满、气味浓者为佳。

【应用简介】

1. 用于湿阻气滞、脘腹胀满、饮食减少：砂仁15克，佛手15克，以白酒250克浸泡。每次于饭后饮一小杯。

2. 用于脾虚湿滞、呕逆少食或妊娠恶阻：砂仁15克，鲫鱼500克。鲫鱼加水煮沸，放入砂仁、生姜、盐等煮成羹食。

3. 用于小儿厌食症：砂仁10克，人参10克，莲子10克，白扁豆10克，陈皮10克，茯苓10克，山药10克，白术10克，鸡内金10克，牡蛎10克，甘草5克。水煎服，每日一剂，早、晚分服，连服一个月为一个疗程。

4. 用于不思饮食、呕吐酸水、胃脘满闷、四肢倦怠：木香10克，砂仁10克，白术15克，陈皮15克，茯苓15克，法半夏10克，醋香附10克，枳实10克，豆蔻10克，姜厚朴10克，广藿香10克，甘草9克。水煎服，每日一剂，早、晚分服。

5. 砂仁粳米粥：砂仁9克，粳米100克。取粳米入锅中熬成粥，将砂仁研成末后入锅；煮开5~10分钟即可食用。每小碗粥中加入生姜汁10毫升。每日服1~2次。用于腹中虚痛、呕吐、上气呃逆胀痛、腹胀食少等症。

【使用注意】阴虚有热者忌服。

# 山 药

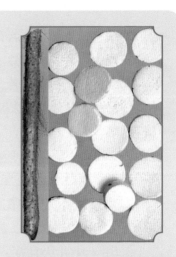

【别名】薯蓣。

【来源】本品为薯蓣科植物薯蓣的干燥根茎。

【性味归经】味甘，性平。归脾、肺、肾经。

【功能主治】补脾养胃，生津益肺，补肾涩精。用于脾虚食少，久泻不止，肺虚咳嗽，肾虚遗精，带下，尿频虚热消渴。

【识别特征】

**眼看**：山药的鲜品呈较长的圆柱形，长者可达1.5米以上；外皮棕褐色较薄，表面密生纤细的须根；断面洁白色，略呈颗粒状。山药饮片呈圆片形或斜圆片形，颜色洁白，具有较强的粉性质地。

**手摸**：鲜品断面分泌的液体滑腻粘手。

**鼻闻**：气微。

**口尝**：味甘甜，黏滑感较强，嚼之有较强的黏性。

【质量鉴别】铁棍山药鲜品以粗壮、断面洁白、味甘甜、嚼之黏性足者为佳。山药饮片以色洁白、外皮光洁、断面粉性足者为佳。山药饮片有明显刺鼻酸味者，是经过硫黄熏炙所致，应当注意。

【应用简介】

1. 用于脾胃虚弱、饮食减少：山药15克，白术10克，党参15克，莲子肉10克。水煎服。

2. 用于肾虚遗精盗汗：山药10克，熟地黄10克，山茱萸10克。水煎服。

3. 用于脾虚泄泻、大便溏稀者：山药15克，党参12克，白术10克，茯苓10克，薏苡仁10克。水煎服。

4. 用于糖尿病气阴两虚兼有内热：山药15克，生地黄15克，黄芪12克，天花粉6克，麦冬9克。水煎服。

5. 用于病后或手术后体虚：铁棍山药鲜品若干，与小米共煮，制成粥食，对恢复体力大有益处。

6. 山药南瓜粥：山药30克，南瓜30克，粳米50克，盐2克。粳米淘洗干净，用冷水浸泡半小时，捞出沥干水分。山药去皮洗净，切成小块。南瓜洗净，切成小丁。锅内注入600毫升冷水，将粳米下锅，用旺火煮沸。然后放入山药、南瓜，改小火继续煮。待米烂粥稠时下盐调味即可。

粳米能提高人体免疫功能；山药含有皂苷、黏液质、胆碱、淀粉、糖类、蛋白质、氨基酸和维生素C等营养成分，以及多种微量元素，且含量较为丰富；南瓜含有丰富的微量元素钴和果胶。山药南瓜粥具有滋补作用，有利于促进血液循环，防治糖尿病，减少高血压发生的机会，为病后康复食补之佳品。

# 山 楂

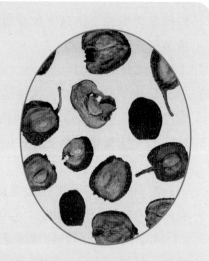

【别称】红果、山里红。

【来源】本品为蔷薇科植物山里红或山楂的干燥成熟果实。

【性味归经】味酸、甘，性微温。归脾、胃、肝经。

【功能主治】消食健胃，行气散瘀。用于肉食积滞，胃脘胀满，泻痢腹痛，瘀血经闭，产后瘀阻，心腹刺痛，疝气疼痛，高脂血症。焦山楂消食导滞作用强，用于肉食积滞，泻痢不爽。

【识别特征】

**眼看**：为圆形片，皱缩不平，直径1~2.5厘米，厚0.2~0.4厘米。外皮红色，具皱纹，有灰白小斑点。果肉深黄色至浅棕色。中部横切片具五粒浅黄色果核，但核多脱落而中空。有的片上可见短而细的果梗或花萼残迹。

**手摸**：山楂饮片多坚硬。

**鼻闻**：气味清香，略带酸味。

**口尝**：味酸、微甜。

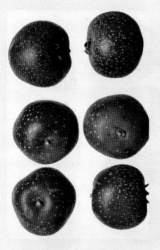

【质量鉴别】以片大、色红、肉厚、切面黄白、无核者为佳。

【应用简介】

1. 用于高脂血症、高血压及冠心病的保健：山楂20克，决明子20克。水煎服，每日1剂，或开水冲泡，代茶饮。

2. 用于饮食积滞：山楂20克，麦芽20克，神曲20克。水煎服。

3. 用于产妇恶露不尽，腹中疼痛：鲜山楂100个，打碎煎汤，入砂糖少许，空腹温服。

4. 山楂茶：鲜嫩山楂果1~2个，茶叶适量。山楂洗净，与茶叶一同泡水饮用。每日饮数次。

功效：消食导滞。适用于肉食积滞、小儿乳食停滞、胃脘腹痛、瘀血经闭、产后瘀阻、心腹刺痛、疝气疼痛、高脂血症等者。

【使用注意】

1. 脾胃虚弱、胃酸过多、消化性溃疡者慎服。

2. 孕妇慎用。

# 山茱萸

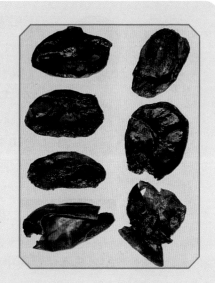

【别称】山萸肉。

【来源】本品为山茱萸科植物山茱萸除去果核后的干燥果肉。

【性味归经】味酸、涩，性微温。归肾、肝经。

【功能主治】补肝肾，涩精止汗。用于腰膝酸软，眩晕耳鸣，阳痿遗精，月经过多，虚汗过多等症。

【识别特征】

眼看：不规则的片状或囊状，新鲜产品多紫红色，酒制者近紫黑色。皱缩，有光泽，顶端有圆形宿萼痕，基部有果梗痕。

手摸：质地柔韧。

鼻闻：微具酸味。

口尝：味酸，略有涩味。

【质量鉴别】以身干、无核、皮肉肥厚、柔润者为佳。

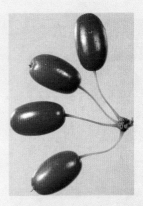

【应用简介】

1. 用于肝肾不足所致的高血压：山茱萸12克，杜仲10克，鸡血藤10克，石菖蒲10克。水煎服，一日一剂。

2. 用于自汗、盗汗：山茱萸15克，党参15克，五味子9克。水煎服，一日一剂。

3. 用于肝肾不足，头晕目眩，耳鸣，腰酸：山茱萸20克，熟地30克，枸杞子15克，菟丝子15克，杜仲10克。水煎服，一日一剂。

4. 用于妇女体虚、月经过多等症：山茱萸20克，熟地30克，当归20克，白芍15克。水煎服，一日一剂。

5. 用于遗精遗尿、小便频数：熟地黄30克，菟丝子20克，沙苑子15克，补骨脂15克。水煎服，一日一剂。

6. 山茱萸粥：龙骨30克，牡蛎30克，山茱萸10克，粳米100克。

将龙骨、牡蛎打碎，煮约一小时，加山茱萸煎半小时，用纱布过滤出药汁，再如前法煎煮提取两次，将三次药汁合在一起，加入粳米，加适量的水煮粥。早、晚分食。

功效：补益肝肾，涩精固脱。用于眩晕耳鸣、腰膝酸痛、阳痿遗精、遗尿尿频、崩漏带下、大汗虚脱、内热消渴。

# 石 斛

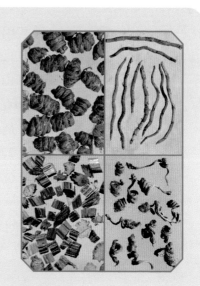

【别称】耳环石斛。

【来源】本品为兰科植物铁皮石斛等的新鲜或干燥茎。

【性味归经】味甘，性微寒。归胃、肾经。

【功能主治】益胃生津，滋阴清热。用于热病津伤，口干烦渴，胃阴不足，食少干呕，病后虚热不退，阴虚火旺，骨蒸劳热，目暗不明，筋骨痿软。

【识别特征】

　　**眼看**：呈圆柱形或扁圆柱形，长约30厘米，直径0.4～1.2厘米。表面金黄色，光滑或有纵纹，节明显，色较深，节上有膜质叶鞘。耳环石斛为霍石斛、铁皮石斛的加工品，呈螺旋状，形似耳环，下部带有数条灰白色的须根，上部纤细或带叶片，称为"龙头凤尾"。

　　**手摸**：质硬而脆，断面平坦。

　　**鼻闻**：气微。

　　**口尝**：味淡或微苦，嚼之有黏性。

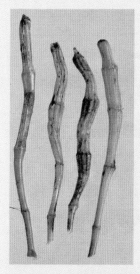

【质量鉴别】以色金黄、有光泽、质柔韧者为佳。

【应用简介】

1. 用于病后虚热口渴：石斛9克，麦冬9克，五味子9克。水煎，代茶饮。

2. 用于肺热干咳：石斛9克，枇杷叶9克，瓜蒌皮9克，生甘草3克，桔梗3克。水煎服，一日两次。

3. 用于眼昼视精明、夜暮昏暗不见物：石斛15克，淫羊藿15克，苍术6克。粉碎成粉末，以米汤调下，一日两服。

4. 石斛当归乌鸡汤：石斛6克，当归6克，吉参5克，枸杞子适量，乌骨鸡一只，山药若干。盐、姜、葱、料酒、黄酒适量。将乌鸡处理干净，斩块或用整鸡，用加了姜片、葱段、料酒的水飞过。石斛清洗后加温水泡软，剪成小段，先入汤煲中温火煮半小时，下乌鸡及其他药材中小火煲一小时。山药切片或块入汤，开中火煮熟、加盐调味即可。

功效：养血柔肝。用于肝阴肝血不足、贫血之面色萎黄，肝区隐痛，劳后加重，目眩目干，视物不清，或见夜盲，身倦肢麻，失眠，月经涩少或经闭。

【使用注意】脾湿、大便稀溏者不可用当归。

# 酸枣仁

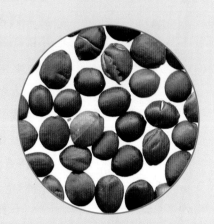

【别称】枣仁。

【来源】本品为鼠李科植物酸枣的干燥成熟种子。

【性味归经】味甘、酸，性平。归肝、胆、心经。

【功能主治】补肝宁心，敛汗生津。用于虚烦不眠，惊悸多梦，体虚多汗，津伤口渴。

【识别特征】

**眼看**：本品呈扁圆形或扁椭圆形，长5~9毫米，宽5~7毫米，厚约3毫米。表面紫红色或紫褐色，平滑有光泽，有的有裂纹。一面较平坦，中间有一条隆起的纵线纹；另一面稍凸起。一端凹陷，可见线形种脐；另端有细小凸起的合点。种皮较脆，子叶两枚，浅黄色，富油性。

**手摸**：表面光滑，质地酥脆易碎。

**鼻闻**：气微。

**口尝**：味淡。

【质量鉴别】酸枣仁以粒大饱满、外皮紫红色者为佳。

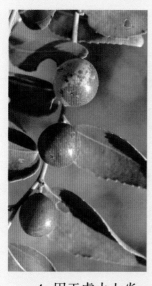

【应用简介】

1．用于神经衰弱，心悸失眠：酸枣仁粉末15克，粳米100克。煮粥食用。

2．用于心阴不足，心烦发热，心悸失眠：酸枣仁10克，生地黄15克。水煎取汁，加粳米100克，煮粥食。

3．用于体虚自汗盗汗：酸枣仁20克，人参12克，茯苓30克。共研细末，制成枣仁人参粉，每次5～6克，温水送服。

4．用于虚火上炎：炒枣仁10克，芡实12克，龙眼肉10克。水煎服，一日两次。

5．五仁补脑糖：松子仁、酸枣仁、核桃仁、杏仁、花生仁等量，饴糖适量。将五种仁炒熟研碎，充分混合后，加饴糖粘合成块，在模中压成糖块后，切成小块食用。每日服20克左右。

功效：益智健脑，养心润肠。适用于老年便秘，记忆力差，健忘，多梦，睡眠不良。

6．宁心解郁散：黑大豆500克，茯苓、酸枣仁各250克，灵芝50克，白糖100克。将药材烘熟打粉与糖混匀，每服15～30克，每日2～3次。

功效：健脾安神，宁心解郁。适用于小儿易怒、不安，喜与人吵架，睡眠差等。

# 太子参

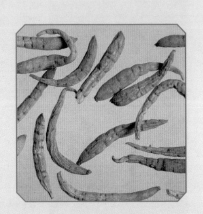

【别称】孩儿参、童参、四叶参、四叶草、米参。

【来源】本品为石竹科植物孩儿参的干燥块根。

【性味归经】味甘、微苦，性平。归脾、肺经。

【功能主治】益气健脾，生津润肺。用于脾虚体倦，食欲不振，病后虚弱，气阴不足，自汗口渴，肺燥干咳。

【识别特征】

　　眼看：本品呈细长纺锤形或细长条形，稍弯曲，长3~10厘米，直径0.2~0.6厘米。表面黄白色，较光滑，微有纵皱纹，凹陷处有须根痕。顶端有茎痕。质硬而脆，断面平坦，淡黄白色，角质样；或类白色，有粉性。

　　手摸：质硬而脆，断面平坦。

　　鼻闻：气微。

　　口尝：味微甘。

【质量鉴别】以肥润、黄白色、无须根者为佳。

【应用简介】

1. 用于脾气虚弱，胃阴不足：太子参30克，玉竹10克，鹌鹑2只。将三者洗净，用水煮熟，加味精、食盐调味。饮汤吃肉。

2. 用于脾胃气阴两虚所致的咳嗽、少气乏力、口干食少、舌红少津等症：太子参15克，百合15克，银耳12克。水煎服，一日一剂，分两次服。

3. 用于肺虚咳嗽：太子参15克，麦冬12克，甘草6克。水煎服，一日一剂，分两次服。

4. 用于病后气血亏虚：太子参15克，黄芪12克，五味子3克，嫩白扁豆9克，大枣4枚。煎水，代茶饮。

5. 用于小儿出虚汗：太子参9克，浮小麦15克，大枣10枚。水煎服，一日一剂，分两次服。

6. 太子参百合瘦肉汤：太子参100克，百合50克，罗汉果半个，瘦猪肉150克，盐少许。肉洗净，太子参、百合、罗汉果洗净。将所有材料放入锅内，加清水适量，武火煮滚后放入瘦肉，改文火煲两小时，加盐调味食用。

功效：清肺润燥，益肺生津。适用于气虚肺燥、咳喘气短、口干喜饮、燥热伤肺而咳嗽咽干者。

# 桃 仁

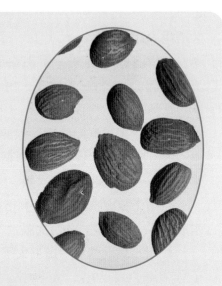

【别称】山桃仁。

【来源】本品为蔷薇科植物桃或山桃的干燥成熟种子。

【性味归经】味苦、甘，性平。归心、肝、大肠经。

【功能主治】活血祛瘀，润肠通便，止咳平喘。用于经闭痛经，癥瘕痞块，肺痈肠痈，跌仆损伤，肠燥便秘，咳嗽气喘。

【识别特征】

　　**眼看**：桃仁的形状呈扁长卵形，长1.2~1.8厘米，宽0.8~1.2厘米，厚0.2~0.4厘米。山桃仁的形状呈类卵圆形，较小而肥厚，长约0.9厘米，宽约0.7厘米，厚约0.5厘米。表面黄棕色至红棕色。一端尖，中部膨大，另端钝圆稍偏斜，边缘较薄。尖端一侧有短线形种脐，圆端有颜色略深不甚明显的合点，自合点处散出多数纵向维管束。种皮薄，子叶两片，类白色，富油性。

　　**手摸**：摸之较硬，用力按压可碎。

**鼻闻**：气味微弱，基本没有特殊的气味。

**口尝**：味微苦。

【质量鉴别】以颗粒饱满、完整、均匀者为佳。

【应用简介】

1. 用于瘀血痛经：桃仁6克，红花4克，熟地黄6克，川芎8克，炒白芍10克，当归12克。水煎服。

2. 用于产后瘀阻，恶露不下：当归24克，川芎9克，桃仁6克，炮姜2克，炙甘草2克。黄酒煎服。

3. 桃仁粥：桃仁10克，生地10克。桃仁浸泡去皮弃尖，两药洗净后加适量冷水，武火煮沸，改文火慢煎30分钟。除去药渣，将100克粳米洗净加入药汁中煮粥。粥熟加入桂心粉2克，红糖50克。粥的稀稠根据个人嗜好掌握。每次食一小碗，每天3~4次。

功效：祛瘀通经，活血止痛，滋脾养胃。尤其适合产妇服用。

【使用注意】

1. 桃仁孕妇忌服；便溏者慎用。

2. 桃仁有一定毒性，用量遵医嘱，不可过量。

# 天 麻

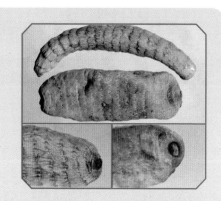

【别称】赤箭、明天麻。

【来源】本品为兰科植物
天麻的干燥块茎。

【性味归经】味甘，性平。归肝经。

【功能主治】息风止痉，平肝抑阳，祛风通络。用于小儿惊风，癫痫抽搐，破伤风，头痛眩晕，手足不遂，肢体麻木，风湿痹痛。

【识别特征】

眼看：本品呈椭圆形或长条形，略扁，皱缩而稍弯曲，长3~15厘米，宽1.5~6厘米，厚0.5~2厘米。表面黄白色至淡黄棕色，有纵皱纹及由潜伏芽排列而成的横环纹多个，有时可见棕褐色菌索。顶端有红棕色至深棕色鹦嘴状的芽或残留茎基；另端有圆脐形瘢痕，黄白色至淡棕色。饮片呈不规则的薄片。外表皮淡黄色至淡黄棕色，有时可见点状排成的横环纹。切面黄白色至淡棕色。角质样，半透明。

手摸：质坚硬，不易折断，断面较平坦，角质样。

鼻闻：气微。

口尝：味甘。

【质量鉴别】以个大、质坚实、对着光亮照看透光者为

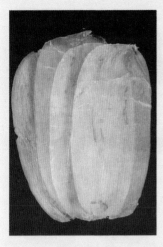

佳。将天麻隔水蒸后，嗅其有臊臭气味的是真天麻，否则是伪品。

【应用简介】

1. 用于眩晕头痛：天麻9克，钩藤12克，石决明18克，栀子9克，黄芩9克，川牛膝12克，杜仲9克，益母草9克，桑寄生9克，夜交藤9克，茯神9克。水煎服，一日一剂。

2. 用于阴虚阳亢型高血压：天麻15克，熟地15克，山茱萸15克，牡丹皮15克，茯苓15克，泽泻15克，钩藤15克，山药15克，葛根15克，全蝎3克，甘草3克。一日一剂，水煎服。

3. 用于血虚肝风内动的头痛、眩晕：天麻10克，老母鸡一只，生姜三片。炖鸡汤。亦可用于小儿惊风。

4. 乌鸡天麻汤：乌鸡一只，天麻100克。葱、姜、料酒、醋、盐适量。如是新鲜天麻洗净，切厚片；如是干天麻提前一天用水泡，第二天切厚片；乌鸡洗净，开水焯一下，捞出；然后同天麻一起放入砂锅；放姜片、葱段；放料酒，滴几滴醋；大火烧沸，后文火炖约三四个小时，起锅盛汤前放盐。

功效：补益气血，滋阴化痰。用于气血两虚或产后体虚所引起的头晕、贫血以及低血压等。

# 乌 梅

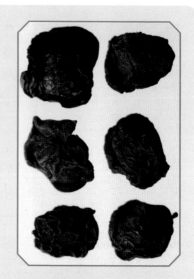

【**别称**】酸梅、合汉梅。

【**来源**】本品为蔷薇科植物梅的干燥近成熟果实。

【**性味归经**】味酸、涩，性平。归肝、脾、肺、大肠经。

【**功能主治**】敛肺涩肠，生津安蛔。用于肺虚久咳，久痢滑肠，虚热消渴，蛔厥呕吐、腹痛；胆道蛔虫症。

【**识别特征**】

　　**眼看**：呈扁圆形或不规则球形，直径1.5~3厘米。表面棕黑色至灰黑色，皱缩不平，一端有明显的圆脐。肉质柔软，可剥离，果核坚硬，椭圆形，棕黄色，表面凹凸不平，有网状纹理，内有黄色种仁一枚。

　　**手摸**：果肉柔软可剥离，果核坚硬。

　　**鼻闻**：具特异酸气及烟熏气。

　　**口尝**：味极酸。

【**质量鉴别**】以个大、核小、肉厚、不破裂、味极酸者为佳。

【应用简介】

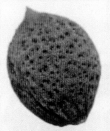

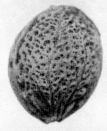

1. 用于虚热消渴：可单用煎服，或与天花粉、麦冬、人参等同用，水煎服。

2. 用于胃酸缺乏：乌梅6克，木瓜10克，白芍15克，沙参15克，黄芪20克，太子参12克，莪术6克，白梅花8克，生麦芽15克，丹参15克，甘草6克。水煎服，一日一剂。

3. 乌梅不仅可做药用，还可作为饮料的原料及为食品饮品调味。乌梅配以山楂、陈皮、甘草等，加冰糖或蜂蜜即可熬制酸梅汤，为夏日清暑开胃饮品。

4. 乌梅萝卜汤：乌梅3枚，新鲜萝卜250克，食盐少许。将萝卜洗净，切片备用。先煎乌梅，去渣取汁半碗，再将萝卜片入锅中，加水适量煮汤，入食盐调味即成。

功效：消积化痰，下气宽中。适用于饮食积滞引起的胸闷、烧心、腹胀、气逆等。

5. 乌梅姜茶红糖饮：乌梅肉30克，生姜10克，茶叶5克，红糖适量。将乌梅肉洗净切碎，生姜洗净切丝，同茶叶、红糖共入保温杯中，沸水冲泡半小时即成。

功效：健脾杀菌，涩肠止痢。适用于脾虚泄泻、虚寒型痢疾等。

【使用注意】

1. 外感发热、咳嗽痰多、胸膈痞闷者应忌食。

2. 乌梅味道极酸，应注意避免空腹食用及用量，以免对胃和牙齿产生刺激。

# 五味子

【别称】北五味、辽五味。

【来源】本品为木兰科植物五味子的干燥成熟果实,习称"北五味子",黄酒蒸后用。

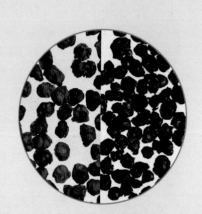

【性味归经】味酸、甘,性温。归肺、心、肾经。

【功能主治】收敛固涩,益气生津,补气宁心。用于久嗽虚喘,梦遗滑精,遗尿尿频,久泻不止,自汗盗汗,津伤口渴,短气脉虚,内热消渴,心悸失眠。

【识别特征】

**眼看:**呈不规则球形或扁球形,直径5~8毫米,表面红色、紫红色或暗红色。有的表面呈黑红色或出现"白霜"。内含种子1~2枚,呈肾形,表面棕黄色,有光泽。

**手摸:**外皮皱缩,显油性,果肉柔软。南五味子干瘪、皱缩,果肉薄,紧贴种子上。

**鼻闻:**果肉气弱,种子破碎后有香气。南五味子气微。

**口尝:**果肉味酸;种子味辛、微苦。南五味子味微酸。

【质量鉴别】以粒大、色红、肉厚、气味浓、有油性及光

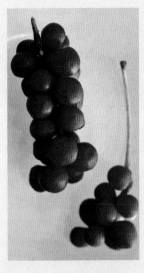

泽者为佳。习惯以东北所产为最佳，有"辽五味"之称。

【应用简介】

1. 用于气阴不足所致心悸：五味子15克，麦冬30克，人参15克。水煎服，一日一剂。

2. 用于更年期烦躁、失眠：五味子10克。以水煎，代茶频饮，每日一剂。

3. 用于阳虚自汗：五味子10克，浮小麦15克，麻黄根10克，酸枣仁10克。水煎服，一日一剂。

4. 用于肺气浮散、气短喘息、久咳不愈：五味子10克，百合10克，生地10克，山茱萸10克，紫菀10克，枇杷叶10克。水煎服，一日一剂。

5. 五味子鲜贝：五味子、枸杞子、鲜贝、葱、姜、米酒、香油、冰糖、盐适量。干贝洗净，用葱、姜、米酒、香油腌制一下。五味子清水洗净，加入一碗半水和枸杞子，小火慢煮20分钟后，将五味子捞出来，加入冰糖和盐调味，再加少许淀粉勾薄芡，成五味子酱汁。干贝表面蘸淀粉，中火油炸约三分钟，呈金黄色后捞起。将五味子酱汁淋在干贝上，或是直接蘸食皆可。

功效：调养五脏，强心镇定，是养肝佳品。

# 西洋参

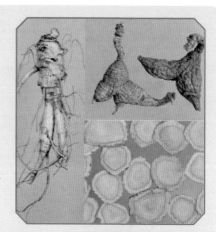

【别称】花旗参、洋参。

【来源】本品为五加科植物西洋参的干燥根。

【性味归经】味甘、微苦，性凉。归心、肺、肾经。

【功能主治】补气养阴，清热生津。用于气虚阴亏，虚热烦倦，咳喘痰血，内热消渴，口燥咽干。

【识别特征】

**眼看：** 个药呈纺锤形、圆柱形或圆锥形，长3~12厘米，直径0.8~2厘米。表面浅黄褐色或黄白色，可见横向环纹和线形皮孔状凸起，并有细密浅纵皱纹。主根中下部有一至数条侧根，多已折断。断面浅黄白色，皮部可见黄棕色点状树脂道（东北产者树脂道红棕色），形成层环纹棕黄色，木部略呈放射状纹理。饮片呈类圆形薄片。外表皮浅黄褐色，切面淡黄白色，形成层环纹棕黄色，皮部有黄棕色点状树脂道，近形成层环处较多而明显，中心略呈放射状纹理。

**手摸：** 体重，质坚实，不易折断，断面平坦，略显粉性。

**鼻闻：** 气微而特异。

**口尝：** 味微苦、甘。

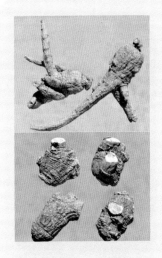

【质量鉴别】一般来说，进口的西洋参质量最好，口感好，香气足，苦中带甘醇，参味在口里存留的时间长。

【特别提示】

1. 西洋参作为补气保健首选，长期服用能益气滋阴，生津止渴。适于脑力、体力劳动者，中老年人，手术后恢复者服用。

2. 西洋参分为进口西洋参和国产西洋参。鉴别如下：

进口西洋参片：外观细腻光滑，含油性，整体饱和度质感很强。因为含油性，泡出的水清澈。国产西洋参片：外观发糠，含淀粉居多，所以泡出的茶水稍微浑浊一点。片外环有一圈黑点，进口西洋参片则不明显。

【应用简介】

1. 用于气阴不足：西洋参片口含，每天2~4克，早饭前、晚饭后含于口中，细细咀嚼。亦可打粉冲服。

2. 用于身体虚弱、腰酸足软：西洋参20克，鹿茸10克，白酒110mL，浸泡半个月后饮用。每日一次，每次10mL。

【使用注意】

1. 西洋参不宜与茶叶一同饮用，因茶叶中含有多量的鞣酸，会破坏西洋参中的有效成分。

2. 服用西洋参期间，不宜吃萝卜。

3. 脾胃虚寒、常有胃痛腹泻、甲亢患者不宜服用。

# 鲜白茅根

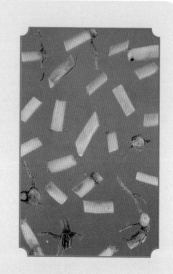

【别称】茹根。

【来源】本品为禾本科植物白茅的新鲜根茎。

【性味归经】味甘，性寒。归肺、胃、膀胱经。

【功能主治】凉血止血，清热利尿。用于血热吐血，衄血尿血，热病烦渴，湿热黄疸，水肿尿少，热淋涩痛。

【识别特征】

**眼看**：长圆柱形，长30~60厘米，直径0.2~0.4厘米。表面黄白色或淡黄色，微有光泽，有明显的节，稍凸起，节间长短不等，通常长1.5~3厘米。断面外圈皮部白色，放射状排列，中间中柱淡黄色。

**手摸**：用手掂之，感觉轻。

**鼻闻**：气味微弱，基本没有特殊的气味。

**口尝**：味微甜。

【质量鉴别】以条粗、色白、味甜者为佳。

【应用简介】

1. 二鲜饮：鲜白茅根60克，鲜藕节60克，加水适量，煎煮30分钟，去渣取汁。

功效：凉血止血，清热利尿。适用于虚劳咳嗽，肺热喘急，吐血衄血，烦渴水肿等。

2. 四鲜汁：白萝卜、旱莲草、藕、白茅根各500克，捣烂，用纱布绞汁，加入冰糖适量，频饮。

功效：清热凉血，止血调经。

3. 茅根菠萝饮：鲜茅根250克，鲜菠萝汁500克，白糖500克。鲜茅根加水适量，煎煮30分钟，去渣，继续以小火煎煮浓缩至水要干时，加入鲜菠萝汁，再加热至稠黏时，停火。待温，拌入白糖混匀，晒干，压碎，装瓶备用。每次10克，以沸水冲化，顿服。每日3次。

功效：清热利湿。适用于肾炎水肿。

4. 茅根赤豆粥：鲜茅根200克（干茅根50克），赤小豆50克，大米200克。先将茅根洗净，加水适量，煎煮半小时，捞去药渣；加入赤小豆煮至将熟，再加入淘净的大米，继续煮成粥。分顿1日内食用。

功效：清热解毒，利水消肿。适用于水肿、小便不利等。

# 鲜芦根

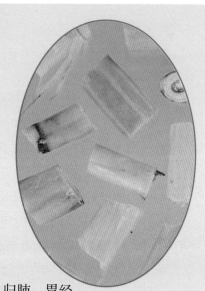

【别称】苇根。

【来源】本品为禾本科植物芦苇的新鲜根茎。

【性味归经】味甘，性寒。归肺、胃经。

【功能主治】清热生津，除烦止呕利尿。用于热病烦渴，胃热呕哕，肺热咳嗽，肺痈吐脓，热淋涩痛。

【识别特征】

**眼看：**呈长圆柱形，有的略扁，长短不一，直径1~2厘米。表面黄白色，有光泽，外皮疏松可剥离，节呈环状，有残根及芽痕。切断面黄白色，中空，壁厚1~2毫米，有小孔排列成环。

**手摸：**用手掂之，感觉轻。质韧，不易折断。

**鼻闻：**气味微弱。

**口尝：**味甜。

【质量鉴别】以条粗壮、黄白色、有光泽、无须根、质嫩者为佳。

【应用简介】

1. 鲜芦根粥：新鲜芦根100克，青皮5克，粳米100克，生姜2片。将鲜芦根洗净后，切成一厘米长的段，与青皮同放入锅内，加适量冷水，浸泡30分钟后，武火煮沸，改文火煎20分钟。捞出药渣，加入洗净的粳米，煮至粳米粥熟即可。

功效：泄热和胃，养阴止痛。适用于消化性溃疡。

2. 鲜芦根汤：鲜芦根120克，冰糖30克。鲜芦根、冰糖同煮汤服用。用于肝癌放疗期间的辅助治疗。

3. 芦茅炖鸭：鲜芦根、鲜茅根各50克，新鸭一只。新鸭洗净，芦根、茅根洗净切段，置鸭腹中缝合，加水煮汤，吃肉喝汤，每周2~3次。

功效：清热泻火凉血。适用于阳盛血热者。

4. 五汁饮：梨汁30克，荸荠汁、藕汁各20克，麦冬汁10克，鲜芦根汁25克。将五种汁放入锅内，加水适量，置大火上烧沸，改小火煮30分钟即可，代茶频饮。

功效：生津止渴，润肺止咳，清热解暑。适用于肺胃有热烦渴，或肺燥干咳者。

5. 鲜芦根薏仁粥：鲜芦根60~100克，薏苡仁、粳米各30克，冬瓜仁20克，淡豆豉15克。先将鲜芦根、冬瓜仁、淡豆豉洗净，煎取药汁，去渣，再与洗净的粳米、薏苡仁合煮为粥。每日1~2次，温热服食。

功效：芳香宣化，燥湿化浊。适用于湿温证，症见身热、午后热甚、头重如裹、身重肢倦、胸闷脘痞等。

【使用注意】脾胃虚寒者忌服。

# 小茴香

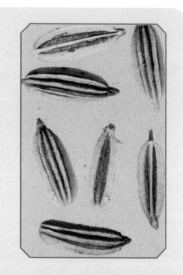

【别称】茴香、土茴香、茴香子、野茴香、大茴香、谷茴香、谷香、香子、小香。

【来源】本品为伞形科植物茴香的干燥成熟果实。

【性味归经】味辛，性温。归肝、肾、脾、胃经。

【功能主治】散寒止痛，理气和胃。用于寒疝腹痛，睾丸偏坠，痛经，少腹冷痛，脘腹胀痛，食少吐血，睾丸鞘膜积液。

【识别特征】

**眼看**：呈长圆柱形，两端稍尖。基部有时带有小果柄。表面黄绿色或淡黄色，光滑无毛。果实极易分离呈两个小分果。分果呈长椭圆形，背面有五条微隆起的纵棱线，腹面稍平，断面边缘波状，中心灰白色，有油性。

**手摸**：质较硬。

**鼻闻**：气特异芳香，具香甜气，压碎时更明显。

**口尝**：味微甜。

【质量鉴别】以颗粒均匀、色黄绿、气味浓者为佳。

【应用简介】

1. 茴香粥：小茴香15克，粳米100克。小茴香加水煎煮，去渣取汁，然后入粳米煮为稀粥。每日分两次服，3～5日为一个疗程。

功效：行气止痛，健脾开胃。适用于小儿疝气、脘腹胀气、睾丸肿胀偏坠以及鞘膜积液等。

2. 小茴香煎蛋：小茴香15克，食盐4克，青皮鸭蛋两个。将小茴香和食盐同炒熟研末，与打入碗中的鸭蛋拌匀，在油锅中煎成蛋饼，每晚临睡时以温米酒送服，4天为一个疗程。

功效：行气止痛，消肿散结。适用于小儿疝气腹痛。

3. 山药熟地粥：小茴香3克，熟地30克，山药30克，茯苓20克，粳米100克，红糖适量。先将药材煎煮取汁，再加入粳米一起煮成稀饭，加糖调味即可。每天两次。

功效：益肾宁神，适用于阳痿、胆怯多疑、心悸易惊。

【使用注意】阴虚火旺者慎用。

# 野菊花

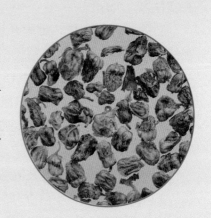

【别称】苦薏、山菊花、甘
菊花。

【来源】本品为菊科植物野
菊的干燥头状花序。

【性味归经】味苦、辛，性微寒。归肝、心经。

【功能主治】清热解毒，泻火平肝。用于疔疮痈肿，目赤
肿痛，头痛眩晕。

【识别特征】

　　**眼看：**花序呈类球形，直径0.3~1厘米，棕黄色。总苞
由4~5层苞片组成，基部有的残留总花梗。舌状花一轮，黄
色至棕黄色，皱缩卷曲；管状花多数，深黄色。

　　**手摸：**体轻，质地松软。

　　**鼻闻：**气芳香。

　　**口尝：**味苦。

【质量鉴别】以花刚开放、香气浓者为佳。

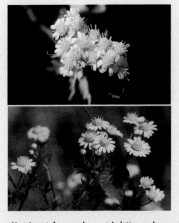

【应用简介】

1. 野菊花对金黄色葡萄球菌、痢疾杆菌等都有抑制作用。

2. 用于预防感冒：野菊花6克，用沸水浸泡20分钟，煎30分钟，代茶饮。

3. 用于热毒上攻所致的咽喉肿痛：野菊花、蒲公英、紫花地丁各15克，连翘10克，煎汤内服。

4. 豆腐菊花羹：豆腐100克，野菊花10克，蒲公英15克。将野菊花、蒲公英煎煮取汁约200毫升，加入豆腐、调味品同煮，用适量淀粉勾芡。搅匀即可。

功效：清热解毒除湿。用于湿疹、皮疹瘙痒等。

5. 豆根菊花汤：山豆根50克，野菊花100克，白糖适量。山豆根、野菊花加水煎煮取汁，调入白糖，每日1剂服用。

功效：清热解毒，消肿止痛。用于猩红热。

【使用注意】野菊花性微寒，常人长期服用或用量过大，可伤脾胃阳气，易出现胃部不适、胃纳欠佳、肠鸣、大便稀溏等胃肠道反应，故脾胃虚寒者及孕妇不宜用。

# 益 智

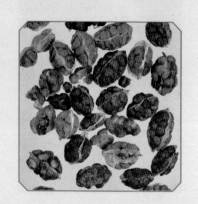

【别称】益智仁。

【来源】本品为姜科植物益智的干燥成熟果实。

【性味归经】味辛，性温。归脾、肾经。

【功能主治】温脾止泻，摄涎暖肾，固精缩尿。用于脾寒泄泻，腹中冷痛，口多唾涎，肾虚遗尿，小便频数，遗精白浊。

【识别特征】

**眼看**：呈纺锤形或椭圆形，两端稍尖。表面棕色或灰棕色，有断续状的纵棱线。果皮薄而韧，与种子紧贴。种子团分三瓣，中有薄膜，每瓣有种子6~11粒，2~3行纵向排列。种子略呈扁圆形不规则块状，略有钝棱，具淡黄色假种皮。破开面为白色，粉性。

**手摸**：果皮易破碎。

**鼻闻**：气芳香刺鼻。

**口尝**：味辛，微苦。

【质量鉴别】以粒大、饱满、气味浓者为佳。

【应用简介】

1. 用于脾虚多涎，口水自流，质地清稀：益智仁9克，白术9克，党参9克，茯苓9克，陈皮6克。水煎服，每日一剂。

2. 用于小儿遗尿：益智仁10克，乌药10克，淮山药15克，炙黄芪15克，炒白术10克，桂枝5克。水煎服，每日一剂。

3. 用于脾肾虚寒，五更泄泻：益智仁10克，补骨脂10克，肉豆蔻10克。水煎服，每日一剂，以温肾暖脾止泻。

4. 用于虚寒白浊，小便频数：益智仁10克，草薢12克，石菖蒲10克，甘草6克，乌药10克，茯苓10克。水煎服，每日一剂。

5. 四味猪膀胱汤：益智仁20克，芡实20克，山药20克，莲子（去心）20克，猪膀胱1具。将益智仁煎水去渣取汁，以药汁将芡实、山药、莲子浸泡两小时，装入洗净的猪膀胱内，文火炖熟，入盐适量调味，食猪膀胱，饮汤。

用于小儿肺脾气虚的遗尿，兼见自汗、面色苍白、唇色淡白、食欲不振。

【使用注意】阴虚火旺或因热而患遗滑、崩带者忌服。

# 薏苡仁

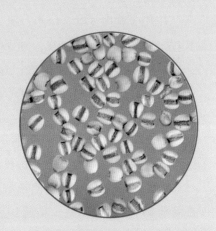

【别称】薏仁、薏米。

【来源】本品为禾本科植物薏苡的干燥成熟种仁。

【性味归经】味甘、淡，性凉。归脾、胃、肺经。

【功能主治】利水渗湿，健脾止泻，除痹排脓，解毒散结。用于水肿脚气，小便不利，脾虚泄泻，湿痹拘挛，肺痈肠痈，赘疣癌肿。

【识别特征】

**眼看**：本品呈宽卵形或长椭圆形，长4~8毫米，宽3~6毫米。表面乳白色，偶有残存的黄褐色种皮。有一淡棕色点状种脐。断面白色。

**手摸**：表面光滑，质坚实，断面粉性。一端钝圆，另端较宽而微凹，背面圆凸，腹面有一条较宽而深的纵沟。

**鼻闻**：气微。

**口尝**：味微甜。

【质量鉴别】以粒大、饱满、色白、完整者为佳。

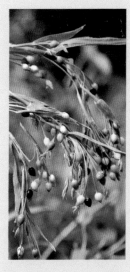

【应用简介】

1.用于扁平疣：取生薏苡仁500克，研细末，加入白糖600克，共拌和，每天服2~3次，每次一匙，连用7~14日。

2.用于痤疮：薏苡仁50克，生石膏50克，麻黄15克，杏仁15克，防风15克，甘草10克，川芎20克，生地20克，赤芍20克。水煎服，隔日一剂，早、晚分服。

3.用于湿疹及皮肤瘙痒：茯苓皮20克，冬瓜皮20克，薏苡仁适量。水煎服，每日一剂，早、晚分服。

4.用于传染性软疣、寻常疣：薏苡仁50克，大青叶30克，板蓝根30克，升麻7.5克。水煎服，一日一剂，早、晚分服。

5.用于肺热粉刺：鲜枇杷果(去皮)60克，薏苡仁600克，鲜枇杷叶10克。水煎服。一日一剂，早、晚分服。

6.薏苡仁红小豆粥：薏苡仁、红小豆等量，加水煮粥。功效：健脾胃，利水湿。

【使用注意】孕妇慎用。

# 银杏叶

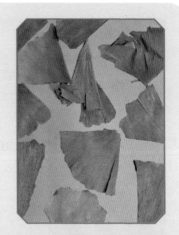

【别称】飞蛾叶、白果叶。

【来源】本品为银杏科植物银杏的干燥叶。

【性味归经】味甘、苦、涩，性平。归心、肺经。

【功能主治】敛肺平喘，活血化瘀止痛。用于肺虚咳喘，冠心病，心绞痛，高脂血症。

【识别特征】

**眼看**：银杏叶叶片呈扇形，两面淡绿色，长4~8厘米，宽5~10厘米。上缘呈不规则的波状弯曲，有的中间凹入，深者可达叶长的4/5，基部楔形，叶脉呈两叉状平行脉，细而密。叶柄长2.5~7厘米。干燥的银杏叶多褶皱或破碎，黄绿色或浅棕黄色，具两叉状平行脉，光滑无毛，易纵向撕裂。

**手摸**：新鲜的银杏叶叶片摸之光滑，干燥的银杏叶手摸光滑且易碎。

**鼻闻**：气微。

**口尝**：味微苦。

【质量鉴别】以叶片完整、洁净、无杂质、无破碎者为佳。

【应用简介】

1. 用于血瘀气滞型心绞痛：银杏叶15克，瓜蒌15克，丹参15克，薤白12克，郁金9克，生甘草5克。水煎服，一日一剂。

2. 用于小儿肠炎：银杏叶3～9克。煎水，搽洗患儿脚心、手心、心口（巨阙穴周围），严重者搽洗头顶，每日两次。

3. 治泻痢：银杏叶为末，和面作饼，煨熟食之。

4. 银杏叶茶：7～8月份采银杏幼树主干、侧枝中部所生的绿色正常叶片，清水洗净，在大铁锅中翻炒杀青，反复揉搓后，二次杀青，最后炒成茶。取其适量，开水冲泡，代茶饮。

功效：益心活血止痛，敛肺平喘，化湿止泻。

【使用注意】银杏叶虽具有降压、降脂等多方面的保健作用，但因其内含大量的银杏酸，银杏酸具有一定毒性，故不宜将其直接泡水服用。

# 鱼腥草

【别称】蕺菜。

【来源】本品为三白草科植物蕺菜的干燥地上部分。

【性味归经】味辛，性微寒。归肺经。

【功能主治】清热解毒，消痈排脓，利尿通淋。用于肺痈吐脓，痰热喘咳，热痢，热淋痈肿疮毒。

【识别特征】

**眼看**：本品茎呈扁圆柱形，扭曲，长20~35厘米，直径0.2~0.3厘米；表面棕黄色，具纵棱数条，节明显，下部节上有残存须根；叶互生，叶片卷褶皱缩，展平后呈心形，长3~5厘米，宽3~4.5厘米；先端渐尖，全缘；上表面暗黄绿色至暗棕色，下表面灰绿色或灰棕色；叶柄细长，基部与托叶合生呈鞘状。穗状花序顶生，黄棕色。

**手摸**：质脆，易折断。

**鼻闻**：搓碎有鱼腥气。

**口尝**：味微涩。

【质量鉴别】以完整、揉搓鱼腥气浓、无霉变者为佳。

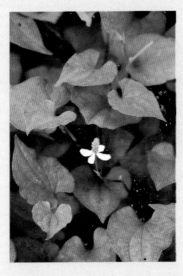

【应用简介】

1. 用于肺痈吐脓吐血：鱼腥草、天花粉、侧柏叶各等份。煎汤服之。

2. 用于习惯性便秘：鱼腥草5～10克，用白开水浸泡10～12分钟，代茶饮。治疗期间停用其他药物，10天为一个疗程。

3. 用于痢疾：鱼腥草20克，山楂炭6克。水煎，加蜂蜜服。

4. 用于急性黄疸型肝炎：鱼腥草180克，白糖30克。水煎服，每日一剂。

5. 拌鱼腥草：鲜鱼腥草250克，精盐、味精、花椒粉、辣椒油、白糖。将鱼腥草去杂洗净，切成段，放味精、精盐、花椒粉、辣椒油、白糖，拌匀即可。鱼腥草具有清热解毒、利尿消肿的功效。做成凉拌菜对上呼吸道感染、肺脓疡、尿路炎症、乳腺炎、蜂窝组织炎、中耳炎、肠炎等有一定疗效。

【使用注意】脾虚便溏者不宜服。

# 郁李仁

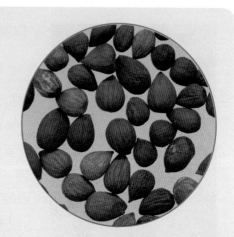

【别称】郁子、郁里仁、李仁肉、郁李。

【来源】本品为蔷薇科植物欧李、郁李或长柄扁桃的干燥成熟种子。

【性味归经】味辛、苦、甘，性平。归脾、大肠、小肠经。

【功能主治】润肠通便，下气利水。用于津枯肠燥，食积气滞，腹胀便秘，水肿脚气，小便不利。

【识别特征】

**眼看**：小李仁：呈卵形，长5~8毫米，直径3~5毫米。表面黄白色或浅棕色，一端尖，另端钝圆。尖端一侧有线形种脐，圆端中央有深色合点，自合点处向上具多条纵向维管束脉纹。种皮薄，子叶两片，乳白色。

大李仁：较小李仁略大，长6~10毫米，直径5~7毫米。表面较小李仁深，呈黄棕色。

**手摸**：整个种子质地较硬，攥上去硌手，种子破碎后富油性。

**鼻闻**：没有特别的味道。

**口尝**：味微苦。

【质量鉴别】以淡黄白色、饱满充实、整齐不碎、不泛油者为佳。

【应用简介】

1. 用于肿满，小便不利：郁李仁30克，槟榔30克，茯苓30克，白术30克。共为末，每服姜枣汤下。

2. 用于大便秘结：郁李仁12克，火麻仁12克，柏子仁12克，桃仁9克。水煎服，一日一剂。

3. 用于脚气水肿：郁李仁15克，薏苡仁15克，赤茯苓15克，滑石15克。水煎服，一日一剂。

4. 郁李仁粥：郁李仁10克，粳米50克。先将郁李仁捣烂后煎汁去渣，然后加入粳米同煮为粥。

功效：润肠通便，利水消肿。适用于大便干燥秘结，小便不利，水肿腹满。

【使用注意】脾虚泄泻者禁服，孕妇慎用。

# 月季花

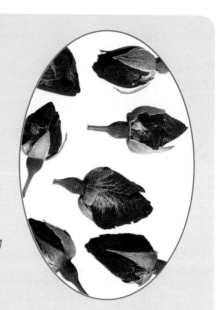

【别称】月季、月月红、月月花。

【来源】本品为蔷薇科植物月季的干燥花蕾。

【性味归经】味甘，性温。归肝经。

【功能主治】活血调经，疏肝解郁。用于气滞血瘀，月经不调，痛经闭经，胸胁胀痛。

【识别特征】

**眼看**：呈类球形，直径1.5~2.5厘米。花托长圆锥形，萼片五，暗绿色，先端尾尖。花瓣呈覆瓦状排列，有的散落，长圆形，紫色或淡紫红色，脉纹明显。雄蕊多数，黄色。

**手摸**：体轻，质脆，易碎。

**鼻闻**：气清香。

**口尝**：味微苦涩。

【质量鉴别】以完整、色紫红、半开放、气清香者为佳。

【应用简介】

1. 用于气滞血瘀型大便燥结：月季花3克，当归9克，丹参9克。水煎服，一日一剂。

2. 用于跌打瘀肿：月季花适量捣烂，外敷。

3. 用于月经不调、痛经：月季花9克，益母草9克。水煎服，一日一剂。

4. 用于肺虚咳嗽咯血：月季花适量，合冰糖炖服。

5. 月季花茶：鲜月季花15克。沸水冲泡，代茶饮。

功效：行血活血，消肿解毒止痒。适用于月经不调、闭经、经来腹痛、血瘀肿痛，及血热风盛所致的皮肤瘙痒。

6. 月季花煮鸡蛋：月季花3～5朵，鸡蛋一个，红糖适量。先将月季花与鸡蛋一起放入锅内，加水适量煮熟，去壳后再煮片刻，酌加红糖调味即成。

功效：活血化瘀，调经止痛。用于气滞血瘀型月经后期，经期延迟，月经量少，小腹胀痛。

【使用注意】不宜久服，脾胃虚寒者及孕妇慎用。

# 紫苏叶

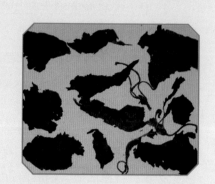

【别称】苏叶。

【来源】本品为唇形科植

物紫苏的叶（或带嫩枝）。

【性味归经】味辛，性温。归肺、脾经。

【功能主治】解表散寒，行气和胃。用于风寒感冒，咳嗽呕恶，妊娠呕吐，鱼蟹中毒。

【识别特征】

**眼看：** 新鲜的紫苏茎为四棱方柱形，紫色或绿紫色。叶片卵形或卵圆形对生，长4~12厘米，宽2.5~10厘米。干燥后的紫苏叶，叶子多皱缩破碎，表面呈灰绿色，下表面紫色。

**手摸：** 新鲜的紫苏叶片摸之柔软，干燥的紫苏叶易破碎。

**鼻闻：** 揉搓后有特殊清凉香气，新鲜的紫苏叶气味更为明显。

**口尝：** 味微辛。

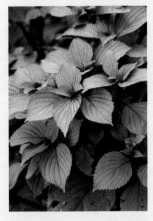

【质量鉴别】以叶大、气香浓者为佳。

【应用简介】

1. 紫苏不仅可以药用，也可取鲜叶片加适量食盐、麻油等调料拌食。

2. 紫苏叶汁：紫苏叶50克，杏30克，苹果150克，柠檬200克。将紫苏叶择净，清水洗净，切成碎末；将杏、苹果、柠檬洗净，去皮，去核，磨碎，与紫苏叶碎末一起，挤压出汁；将叶和果汁直接放入水杯内，再挤入柠檬汁，饮之。

功效：理气散寒。用于缓解贫血引起的不适。

3. 紫苏叶粥：紫苏叶10克，大米100克。将紫苏叶择净，放入锅中，加清水适量，浸泡5～10分钟后，水煎取汁，加大米煮为稀粥，每日1～2剂，连服2～3天。

功效：解表散寒，行气宽中。适用于外感风寒所致的恶寒发热，头痛身痛，鼻塞无汗，脘腹胀满，恶心呕吐等。

【使用注意】温病及气虚弱者忌服。紫苏叶含有大量挥发油，入煎剂不宜久煎。